U0246956

感谢国家自然科学基金"基于交易费用理论的我国医药卫生体制协同改革模式研究"（71473284）的资助！

公共管理论丛

A New Way for the Medical Reform:
Redefining the Medical Service Market

医改新出路
——重新定义医疗服务市场

王文娟 著

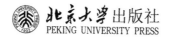

北京大学出版社
PEKING UNIVERSITY PRESS

图书在版编目（CIP）数据

医改新出路：重新定义医疗服务市场/王文娟著.—北京：北京大学
出版社，2016.12

（公共管理论丛）

ISBN 978-7-301-27499-6

Ⅰ.①医…　Ⅱ.①王…　Ⅲ.①卫生服务—研究—中国　Ⅳ.①R197.1

中国版本图书馆 CIP 数据核字（2016）第 216328 号

书　　　名	医改新出路——重新定义医疗服务市场
	Yigai Xin Chulu——Chongxin Dingyi Yiliao Fuwu Shichang
著作责任者	王文娟　著
责 任 编 辑	胡利国
标 准 书 号	ISBN 978-7-301-27499-6
出 版 发 行	北京大学出版社
地　　　址	北京市海淀区成府路 205 号　100871
网　　　址	http://www.pup.cn　新浪微博：@北京大学出版社
电 子 信 箱	ss@pup.pku.edu.cn
电　　　话	邮购部 62752015　发行部 62750672　编辑部 62753121
印 　刷 　者	三河市博文印刷有限公司
经 销 者	新华书店
	650 毫米×980 毫米　16 开本　15.5 印张　200 千字
	2017 年 5 月第 1 版　2017 年 5 月第 1 次印刷
定　　　价	42.00 元

目录 Contents

前　言

　　"看病难,看病贵"一直是困扰我国医药卫生体制改革的难题。多年来,专家学者对其成因各执己见,争论不休。有的将其归结为市场化过度,主张政府主导办医;有的则归结为市场化不足,主张进一步的市场化改革。从 2009 年《中共中央国务院关于深化医药卫生体制改革的意见》启动"新医改",逐步确立回归公益性的改革方向到 2015 年国家发改委等部委联合制定《推进药品价格改革的意见》,取消绝大部分药品政府定价,表明政府对医疗服务市场的认识也在不断地发生变化。这些变化的依据,既有现实层面的,又有认识层面的;既有利益集团的压力,又有思想观念的引领。但无论如何,这些依据归根到底还是要回归到对医疗服务市场本身的认识上。

　　然而,就目前来看,我们对医疗服务市场的认识还不够清晰。对医疗服务市场的一般性与特殊性、医疗服务市场的主体与客体、医疗服务及其本质、医疗服务市场的供需关系及其评价等方面的研究仍存在模糊地带。正如本书所提到的,医疗服务市场的特殊性是源于自身,还是源于它所处的社会网络? 谁是医疗服务的真正主体? 那些为诊疗提供服务的产品或服务是否属于医疗服务,又是否应当纳入医疗保险范围? 如何从供给侧的角度理解医疗服务市场的供需关系? 究竟什么是"看病难",什么是"看病贵",又如何确定医疗费用花得值不值？本书第一部分将通过前五章的内容，一一阐明这些问题。

此外，习惯是个好东西，时常节省交易费用；习惯又是个坏东西，有时蒙蔽我们的双眼。因为习惯，我们不必刻意记住回家的路；因为习惯，我们可能错过提前了的航班。因为习惯，有了美味的中国菜；因为习惯，甚至也有了不太美味的英国菜。然而，多次的航班变动会校正我们的习惯；全球化的发展使英国菜也开始融入其他菜系的手法和口味。因此，这么久、这么痛的"医改"，是时候让我们重新思考自己的习惯了。审视我们的医疗服务市场，现存的合约是基于怎样的假设，条件又发生了怎样的变化？现存的细分市场有无异动，又该如何重新界定？医疗服务机构的区域垄断是天然的，还是人为的？本书第二部分将通过第六章到第八章的内容，回答这些问题。

以上两部分的问题，每一个都不容易回答。不过，近年来科技领域发生的一系列重大进步及其带来的思想飞跃，让我们再次看到了变革的方向。正如淘宝、京东并不仅仅丰富了购物的形式，优步（Uber）、滴滴也不仅仅弥补了传统出租车，它们还重新定义了各自的行业；在可见的未来，基因技术、移动医疗①势必也将重新定义整个医疗服务市场。正如张维迎教授所说："和思想的逐步侵蚀相比，既得利益的力量被过分夸大了。……或迟或早，不论好坏，危险的东西不是既得利益，而是思想。"就像传统购物行业的既得利益者无法抵挡电商的冲击，传统出租汽车行业既得利益者难以扼杀专车的发展，未来的医疗服务市场也必将接纳新的成员。一个零边际成本社会，一个共享经济时代，一个精准医疗趋势，共同改变了和改变着医疗服务市场的不确定性和信息不完备的状况，冲击着既得利益集团的收益分配，为我们重新定义医疗服务市场，甚至重新定义公民，提供了

---

① 移动医疗，英文 Mhealth，据考证最早由帝国理工学院 Istepanian Robert 教授提出，指医疗保健行业新兴的移动通信和网络技术。2010 年美国移动医疗峰会的定义是通过移动设备提供的医疗服务。

必要的前提。沿着这样的路径,我们既重新审视医疗服务市场本身,又重新审视我们的习惯。这一思想将贯穿全书,并为第三部分的政策建议指明方向、提供方法。笔者认为,市场也好,政府也好,高效地发挥作用都是有条件的。正如前文所说,它们所依据的条件,既有现实层面的,又有认识层面的。现实和认识不同,两者的力量对比也就不同。笔者虽然提倡市场化的改革方向,但并不否定政府的作用。本书第三部分的第九章,系统阐释涵盖政府干预的诸多背景下,市场力量如何自我调适;紧接着第十章在回顾政府行为的基础上,系统阐述新的条件下政府应当如何干预医疗服务市场。第三部分初步提出"阿里公民"的概念,意在阐明政府与市场力量对比的依据及变化路径,却无意间发现这一概念可扩展至多个领域,甚至将影响公共管理学、社会学及政治学的研究。这也是本书政策建议的创新之处以及全书的意义所在。

此外,本书虽然研究医疗服务市场,但尽量避免就医疗谈医疗的思路。笔者大量引用非医疗领域的案例,对比解释医疗服务市场的特性及其改革路径。正如书中所提到的,对比高速公路拖车服务的管理,提出罕用药管理中存在的问题及政策建议;对比交强险的经验与教训,阐明医疗责任保险的设计方向;对比优步、滴滴对出租汽车行业的重新定义,预测基因技术、移动医疗等对医疗服务市场的重新界定;对比快递行业的多元化发展,提出医疗服务市场的多元化改革路径等。这些案例都将有助于读者更好地理解医疗服务市场。这也是本书的一大特色。

笔者希望更多的读者看到这本书,不仅包括医疗工作者、政策制定者、医疗经济学和公共卫生管理领域的研究人员和学生,还包括对社会学、政治学研究有兴趣,以及为更美好的生活而思考的人们。由于水平有限,书中的不妥之处,敬请各位同仁、专家、学者批评指正。

第一部分

第一章 绪 论

医疗服务市场往往被当作一个特殊市场来对待,理由不外乎以下几点:一是医疗服务市场事关"民生",是公民权利的一部分;二是医疗服务市场现存的问题源于市场化改革;三是医疗服务产品本身具有特殊性。然而,近年来不断有学者对此提出质疑。他们认为,第一个理由属于家长式作风,相比之下粮食、蔬菜更关乎"民生",却成功完成了市场化改革;第二个理由颠倒因果,医疗服务市场存在的问题并不是由市场化改革引起的,而恰恰是由于市场化不足导致的;第三个理由对医疗服务产品本身欠缺,尤其是医疗服务市场主体与客体的没有作出准确界定。那么,医疗服务市场究竟是一般性多一些,还是特殊性多一些? 医疗服务市场的主体与客体究竟包括哪些? 医疗服务市场又该如何评价? 本章将一一阐述。

第一节 医疗服务市场的一般性

要搞清医疗服务市场的属性,首先需要了解市场的属性。我们将通过对市场四个核心问题的探讨,引出对医疗服务市场一般性问题的基本观点,并通过几个案例进行分析。

一、市场的一般性

(一) 什么是市场?

市场是买者和卖者的集合,是两者相互作用共同决定商品、劳务和资产的价格及交易数量的机制①。一般来说,市场具备五大要素——商品交换的场所、供需双方、可供交换的商品、可供交换的媒介(货币)和商品的价格。然而,随着科技的发展,市场已经成为一个超越了物理空间的概念②。尤其是随着信息技术、互联网技术的发展,很多交易已经看不到具体的交易场所。不过,这些交易仍然没有跳出市场的概念。

关于市场的起源,马克思主义将其归结为社会分工,并强调它是在原始部落之间偶然发生的。③ 法国学者莫斯提出"全面给予"体系,认为这一体系表面上是自动自发、慷慨无私的馈赠,背后却是道德上身不由己的义务与经济上利己因素的驱动;这一交换制度在相互馈赠的人群之间,事实上共享财产的所有权,不断地产生彼此给予、接受和回报的义务,从而使得个人和群体之间形成了长期的交换契约④。我国学者龙建民将市场起源概括为以下几个步骤:一是远古氏族男女婚外交往中的互赠礼物发展成氏族部落间以物易物的"访问式交换";二是交换反作用于氏族内部,经历了"援助式""馈赠式"或"访问式"交换等形式;三是随着原始共同体解体,交换成为

---

① 〔美〕保罗·萨缪尔森、威廉·诺德豪斯:《经济学(第19版)》,萧琛主译,北京:商务印书馆2013年版,第25页。

② 张维迎:《经济学原理》,西安:西北大学出版社2015年版,第151页。

③ 万红:《原始交换与市场起源问题研究略述》,载于《世界民族》2003年第3期;〔德〕恩格斯:《家庭私有制和国家的起源》,载于《马克思恩格斯全集》,第21卷,北京:人民出版社1965年版,第180页;《马克思恩格斯全集》,第23卷,北京:人民出版社1980年版,第203—107页。

④ 〔法〕马赛尔·莫斯:《论馈赠——传统社会的交换形式及其功能》,卢汇译,北京:中央民族大学出版社2002年版,第9—12页。

"碰巧性交换";四是从两人偶然碰巧的聚会交换,到无数买卖双方共同聚会交换,经历了"集会集市"的中介环节,而后脱离集会形成集场。

无论哪一种观点,有一点是共同的——市场不是人为设计的,而是偶然因素的结果。认识到这一点,对于我们进一步理解市场的本质至关重要。无论是兴起于西方的新公共管理运动,还是党的十八届三中全会公报提出"市场在资源配置中起决定性作用",都说明了市场的有效性,但这并不代表它是最有效的和唯一的。

关于市场的本质,无论是亚当·斯密的"自由放任"的秩序,还是传统经济学教材所说的一系列关系的集合,抑或是张维迎认为的一种交易关系①,都可以将其归结为一种制度。制度的作用在于减少不确定性或将不确定性转化为风险②。认识到市场的本质是一种制度,是减少人类交往中的不确定性的方式之一,更有利于帮助我们认识市场本身,也有利于帮助我们理解市场的变迁、市场与政府的关系等基本问题。经济学家将市场分为完全竞争市场、垄断市场、寡头垄断市场、垄断竞争市场等不同类型,正是认识到了市场作为一种制度,有着不同的表现形态。

(二)市场的逻辑

张维迎反复强调,人类历史上存在两种逻辑——强盗的逻辑和市场的逻辑。强盗的逻辑是通过使别人不幸福,自己变得幸福;而市场的逻辑则是每个人只有为他人创造价值,自己才能够获得收入;只有给他人带来幸福,自己才能够变得幸福③。他认为,人类历史上很长一段时间是强盗的逻辑占据主导,直到近代之后,特别是第二次世界大战之后,市场的逻辑才逐渐占据主导。从理论上说,市场的逻辑

---

① 张维迎:《经济学原理》,西安:西北大学出版社 2015 年版,第 191 页。

② 〔美〕道格拉斯·诺斯:《理解经济变迁过程》,钟正生等译,北京:中国人民大学出版社 2013 年版,第 2 页。

③ 张维迎:《市场的逻辑》,上海:上海人民出版社 2010 年版,第 1 页。

与亚当·斯密提出的"个人满足私欲的活动将能够促进社会福利"①的逻辑起点是一脉相承的。

然而,无论是"只有给他人带来幸福,自己才能够变得幸福",还是"个人满足私欲的活动将能够促进社会福利",并不代表市场能够带来整个社会的帕累托最优②,而且这也不是市场的追求。市场并不是一种最完善的制度,在这种制度下,利益之间也不存在所谓的自然和谐。它之所以存在和延续,只是因为它有着当前人们珍视的某些价值。正如哈耶克所说,市场"所关注的不是人们处于最佳境遇时可能偶尔取得的成就,而是在人们处于最糟糕境遇时,如何尽可能地减少他们做损害他人之事的机会"。换句话说,市场是一种能够把坏人造成的损害减少到最低限度的制度,这也是它的价值所在。

市场作为一种制度,更善于调整人与人之间的平等关系,并一步步将不平等关系转化为平等关系,这部分内容将在"市场的边界"中进行详细的阐述。哈耶克将人与人之间的平等关系称为"扩展秩序"③,并认为市场秩序是更晚近的产物。这种制度之所以能够逐步侵蚀人类原始的休戚与共和利他主义本能,是因为历史条件的变化,使得它更符合物性和人性。物性即稀缺,人性即自私。说物性稀缺,不仅是指传统意义上的稀缺资源,还指富足资源使用时造成的拥挤。本书将借助孤岛上的鲁滨逊与高速公路免费通行的例子,对医疗服务的产品特性加以说明。说人性自私,也并不否认人性光辉的一面,而仅在于强调自私所带来的信息的可靠性。说自私,既包含有意的自私,也包含无意的自私。前者强调在多方博弈中威胁的可信性,后

---

① 蓝天:《浅谈市场对于资源配置的关键作用》,载于《科技咨询》2011 年第 25 期,第 245 页。

② 〔英〕弗利德利希·冯·哈耶克:《个人主义与经济秩序》,邓正来编译,上海:复旦大学出版社 2012 年版,第 11 页。

③ 〔英〕弗利德利希·冯·哈耶克:《致命的自负》,冯克利等译,北京:中国社会科学出版社 2000 年版,第 1 页。

者强调人类历史发展过程中的规律性。本书将借用张五常关于白痴开加油站的例子对后者加以说明,并类比提出医疗服务市场中相关主体的生存法则。此外,说自私,既包含基于权利行使的自私,又包含基于义务履行的自私。前者强调事物本身,是多元化的基础,后者强调相互关系,是延展性的前提。

此外,认识到市场是一种制度,在看待不平等关系时,就更容易理解供给方与需求方的相互转化。汉姆菲特(Robert Hemfelt)的《爱是一种选择》所阐述的父母之爱,是供给方转化为需求方的有力论证。梯诺尔(Jean Tirole)的"夜总会经济学",又给需求方转化为供给方提供了有力支撑。经济学和社会学的阔步发展,给市场边界的扩展提供了越来越多、越来越有力的理论支撑,相关内容本书将在"市场的边界"部分详细论述。

(三) 市场的基本原理

1. 价格机制和供求机制

说到市场的基本原理,首先要说价格机制和供求机制,两者相互联系,你中有我,我中有你。所谓价格机制,是指在竞争过程中,与供求相互联系、相互制约的市场价格的形成和运行机制,是市场的基本机制;它包括价格形成机制和价格调节机制。要正确地理解价格机制,首先要了解价格对于生产者和消费者的不同意义。在此有必要提及生产者剩余和消费者剩余的概念。价格,不论是否波动,在某一时点上,其划定了一条界线:界线之上的有效部分,是可以接受该价格的消费者,差值为消费者剩余;界线之下的有效部分,是可以接受该价格的生产者,差值为生产者剩余。可以说,价格具有双重作用:一是阻止部分消费者;二是排除部分生产者。前者站在当前时点解决稀缺问题,后者站在未来视角改善稀缺问题。界限的波动则受到供求、竞争等多种因素的影响。

供求机制则是指商品的供求关系与价格、竞争等因素相互制约、相互联系而发挥作用的机制,是市场机制的主体。经济学家构造了需求曲线与供给曲线,用以说明需求量与需求、供给量与供给的变化,及其对均衡价格的影响。在这里,替代效应、收入效应、弹性的概念将有助于我们更好地理解这一概念。替代效应是指当一种商品的价格上升时,我们会用其他商品来替代它;收入效应是指当一种商品价格上升时,我们发现自己比以前穷了一些。弹性是指一个变量相对于另一个变量发生的一定比例的改变的属性,具体的概念包括需求的价格弹性、供给的价格弹性、需求的收入弹性、需求的交叉弹性等。近一段时间以来,国内关于供给决定需求,还是需求决定供给的讨论较多。这一波思潮源于 2015 年 11 月 10 日,习近平同志在中央财经领导小组会议上,首次提出"在适度扩大总需求的同时,着力加强供给侧的结构性改革"的论断①。之后《人民日报》、国家行政学院,吴敬琏、贾康、滕泰等机构和专家学者纷纷出版专著或文集讨论这一问题,并基本讲清了为什么、是什么、做什么和怎么做的问题。这为本书提供了有力的理论支撑和写作素材。

回到争论的焦点,法国经济学家萨伊认为,供给创造等量的需求;而凯恩斯则认为,供给方创造的收入并不能全部转化为需求,因此建议政府增加开支,拉动需求以增加产出。而无论哪一方,都脱离不了规律和现实。规律是什么?规律就是经济人假设。现实是什么?现实是这一假设在任何一个具体时点上可能都不成立。张五常曾经举过一个关于白痴开加油站的例子。这些白痴听说开加油站很好玩,于是每个人都开办加油站。因为是白痴,他们之中有些把加油站建在荒山之上,有些建在密林之中,也有些建在了海上。但他们之中有几个同样的白痴,却糊里糊涂地把加油站建在公路旁。结果是适者生存,不适者被淘汰,那些恰巧在公路旁建起加油站的白痴生存了下来②。张五常举了这个极端的例子,一方面说明了现实中人们

---

① 《习近平主持召开中央财经领导小组第十一次会议》,新华网,http://news.xinhuanet.com.politics/2015-11/10/c_1117099915.htm

② 张五常:《科学说需求》,北京:中信出版社 2010 年版,第 49 页。

不懂得怎么追求最大利益,另一方面恰恰说明了追求最大利益方能生存的客观规律。在此,强调规律性,并不是否认经济学的假设是错误的,正如张维迎教授所说的,经济学的假设不是美化了市场,而是丑化了它,是"反市场"的①。就像价值规律中所说的价格围绕价值波动一样,人们总是围绕最大利益上下波动,这也是规律。

2. 竞争机制和风险机制

市场的另一个重要机制是竞争机制。竞争机制反映竞争与供求关系、价格变动、资金和劳动力流动等市场活动之间的有机联系,它同价格机制和信贷利率机制等紧密结合,共同发生作用。竞争包括买者和卖者双方之间的竞争,也包括买者之间和卖者之间的竞争。竞争的主要手段,一是价格竞争,二是质量或服务竞争。价格竞争往往是边际成本接近或等于边际收入的结果;而质量或服务竞争则是边际收入超过边际成本,创造超额利润的结果。从长期看,质量或服务竞争终将转变为价格竞争。前者为消费者创造直接利益;后者则为消费者创造根本价值,是人类社会进步的根本所在。在市场经济中,有竞争才会促进社会进步、经济发展。竞争机制充分发挥作用和展开的标志是优胜劣汰,它促进资金的流入或流出,使资金由利润率低的部门流向利润率高的部门。

谈到竞争机制,也不得不谈到风险机制。竞争存在着风险,风险预示着竞争,两者密不可分。风险机制是指风险与竞争及供求共同作用的原理,在利益的诱惑下,风险作为一种外在压力同时作用于市场主体,与竞争机制同时调节市场的供求,它是市场运行的约束机制。它以竞争可能带来的亏损乃至破产的巨大压力,鞭策市场主体努力改善经营管理,增强市场竞争实力,提高自身对经营风险的调节能力和适应能力。那么,存在竞争和风险,为什么还有那么多人投入

① 张维迎:《经济学已经"反市场"市场运行无需经济假设》,中国企业家网,http://www.iceo.com.cn/renwu2013/2014/0505/288501.shtml。

到竞争中呢？张维迎在《市场的逻辑》中，举了一个关于创业的例子，给出了很好的答案。案例大意如下：

10个人每人投资100万元，只有2个人成功，那么每个人都面临着20%的成功概率，成功者所要求的报酬就起码应该是500万元。进一步，如果考虑人们对于风险的规避态度，这个报酬就应该超过500万元。所以，从事后来看，分配可能很不平等，有人一无所有，有人却得到了好几百万；但是，从事前来说，却是很公平的，因为每个人都有平等的机会去冒这个风险。在机会均等的前提下得到的分配不均等结果如果不被承认，实际上就是否认了我们对机会均等的尊重①。这里需要注意的是，张维迎教授所讲的这些人，与张五常教授所说的白痴已经有了较大程度上的不同，是张五常教授所说的白痴中的存活者，是经历了多个阶段的投资后的优胜者，其间的能力相差无几；否则，报酬不必超过500万元，能力最强的那个人就会投资。可以猜想，某个项目的投资报酬取决于能力最强的一拨人的投资总额，而不是所有人的投资总额。换句话说，张维迎的这个例子，说的是规律层面的问题，不是现实层面的；现实层面达不到这么高的收益率。当然，如果市场发育不完全，白痴太多，那么收益率可能奇高。

3. 激励机制

回到正题，张维迎教授用这个例子很好地阐释了企业家利润的来源之一：风险。那么，要更深层次地理解市场，需要我们进一步探索市场的另一个基本原理：激励机制。

激励机制是市场的动力机制，是指当一项行动的收益上升时，人们（企业、社会）更可能采取这一行动；如果该行动的成本上升，则采取它的可能性变小②。为了更好地理解它，需要明确两个责任：一是

---

① 张维迎：《市场的逻辑》，上海：上海人民出版社2010年版，第40页。

② 〔美〕罗伯特·H.弗兰克、本·S.伯南克：《微观经济学原理（第4版）》，北京：清华大学出版社2010年版，第15页。

企业家的严格责任或剩余责任,二是员工的过失责任[①]。严格责任或剩余责任是指,你没有发现别人的错误,那么所有的错误就是你的,企业家没有权利在消费者面前由于自己没有犯错误而要求收入。而过失责任是指,别人没有发现你的错误,你就没有错误,员工可以在企业家面前因为自己没有犯错误而要求收入。我们所说的激励机制,主要对应严格责任或剩余责任。那么严格责任或剩余责任的本质是什么呢?是产权。首先,企业家创造或制造出的东西,是否包含无主物;有无主物,说明企业家的创造和制造过程是有价值的,创造或生出的商品或服务是有剩余价值供控制和索取的。其次,无主物的分配是否合理,无主物的控制权和索取权是否归企业家所有。用霍普的话说,就是"一旦某样财货被初次占有或生产,可以借助财产项下从先主人至后主人的自愿契约转让方法取得它的所有权"[②]。这就使我们不得不引入关于产权的界定和保护。本书将通过关于保护森林、保护珍稀动物、戒烟等案例,对这一问题进行深入阐释,并对比解释医疗服务市场的产权特点。

(四)市场的边界

说起市场的边界,要从市场失灵这一概念说起。市场失灵是指市场无法有效率地分配商品和劳务的情况,它有四个基本的原因:市场势力、不完全信息、外部性和公共产品[③]。市场势力是指一个经济活动者或经济活动者的一个小集团不适当地影响市场价格的能力,也称垄断势力。不完全信息是指市场参与者因为认识能力的限制,不拥有某种经济环境状态的全部知识。外部性是指经济当事人(生产者和消费者)的生产和消费行为会对其他经济当事人(生产者和消

---

① 张维迎:《市场的逻辑》,上海:上海人民出版社 2010 年版,第 18—20 页。

② 〔美〕汉斯·赫尔曼·霍普:《政府,还是私法社会》,载于《米塞斯日报》(Mises Daily),2011 年 5 月 9 日。

③ 〔美〕罗伯特·S.平狄克、丹尼尔·L.鲁宾费尔德:《微观经济学(第 6 版)》,王世磊等译,北京:中国人民大学出版社 2006 年版,第 599 页。

费者）的生产和消费行为施加的有益或有害影响的效应，包括正外部性和负外部性。公共产品是指具有消费或使用上的非竞争性和受益上的非排他性的产品，公共产品又分为纯公共产品和准公共产品。这四种原因，之所以会产生市场失灵，表面上是因为它们缔造了一种不平等的关系，实质上是产权没有得到清晰而完整的界定。后文我们将会谈到，只要产权界定清晰、完整，并得到有效保护，市场机制同样能够有效调整不平等关系。

首先，市场适合调整平等关系。那么什么是平等关系呢？平等关系的本质又是什么？翟学伟教授从时间和空间两个维度，将关系分为四类：约定关系、固定关系、松散关系和友爱关系。时间上的维度是指预期交往时程上的长短，空间上的维度是指交往者预期彼此交往时的稳定性，以此引申为个体在交往中的自主选择性。如果选择性大，那么自主性就高；如果选择性不大，自主性就低。约定关系具有短时效性、低选择性的特点，松散关系具有短时效性、高选择性的特点，固定关系具有长时效性、低选择性的特点，友爱关系具有长时效性、高选择性的特点①。平等关系大致涵盖约定关系、固定关系和友爱关系，而中国人的关系则多属松散关系和友爱关系。随着市场经济的发展，近年来，中国人的关系中松散关系逐步向约定关系和固定关系转变。可见，平等关系的表现形式是多种多样的。而究其根本，却要区分平等地对待人们和试图使人们变得平等之间的差别②。平等地对待人们，要求我们正视人与人之间的差别，所获资源要与个人禀赋相适应；而试图使人们变得平等，仅对个人禀赋在某一界限之下的成员有效，我们称之为底线公平，超越这一界限的平等，

---

① 翟学伟：《中国人的关系原理：时空秩序、生活欲念及其流变》，北京：北京大学出版社 2011 年版，第 297 页。

② 〔英〕弗利德利希·冯·哈耶克：《个人主义与经济秩序》，邓正来编译，上海：复旦大学出版社 2012 年版，第 14 页。

将造成无谓损失①。这一平等观不仅为我们调整平等关系提供了理论依据,还为我们调整不平等关系的多种形态以及将不平等关系形态转化为平等关系形态奠定了基础。

　　总体而言,市场由平等关系向不平等关系延展的因素至少有两个:一是产权,二是机会成本。先谈产权的界定,其本质是对剩余价值的占有,表现为剩余控制权和剩余索取权的统一。张维迎教授认为产权的界定要区分权利和利益;对权利的侵害要补偿,对利益的侵害不需要补偿②。再进一步阐释,对权利的侵害需要补偿,是因为侵害了基于剩余控制权的剩余索取权;而对利益的侵害不需要补偿,是因为此时剩余索取权不是依赖于剩余控制权,而是其他因素。

　　那么,如何界定剩余索取权是否以剩余控制权为基础,或者如何界定剩余控制权和剩余索取权是统一的呢? 这里有必要提及机会成本的概念。机会成本是指为了得到某种东西而所要放弃另一些东西的最大价值。往少处说,任何一件事情对于任何一个人至少有两个选择:做与不做。往多处说,任何一件事情可能都有无数种选择。但机会成本只有一个,即放弃的价值最大的那一个。剩余控制权取决于自身的机会成本,而剩余索取权则取决于与他人的机会成本对比。自身机会成本越小,剩余控制权越大;别人的机会成本与自身机会成本越接近,剩余索取权越小。一般说来,自身机会成本小,说明选择不够细分。别人的机会成本与自身机会成本接近,有两层含义:一是同行之间的接近导致竞争;二是非同行之间的接近,说明不同行业间效用差距较小。选择不够细分,往往伴随着竞争不充分和效用激增,此时剩余控制权与索取权相统一。

　　那么,市场如何借助产权和机会成本的概念或理论,将不平等关

---

　　① 无谓损失是指由于市场未处于最优运行状态而引起的社会成本。

　　② 张维迎:《纠正市场失灵谬误　勿陷政府管制陷阱》,和讯商学院,http://bschool. hexun.com/2015-11-19/180680768.html。

系转变为平等关系的呢？首先谈关于产权的例子。在中国，父母与子女之间的关系，往往被认定为一种不平等关系。这种有别于西方社会的关系，同样是一种产权安排。中国的父母子女关系，是一种基于义务履行的合约，而不是基于双方同意的合约①。这样的合约安排，在子女成年之后仍然延续。在这样的合约安排下，子女尤其是他们的劳动在一定程度上成为父母事实上的财产。在封建社会，这种制度安排发挥了配置资源的作用。在现代社会的今天，这种制度安排仍然发挥作用，但市场配置资源的方式已开始渗透到这种关系中。理解这种渗透，首先要理解父母对子女的爱。爱是一种选择，父母的爱是父母的需要，而非子女的需要；子女的爱是子女的需要，而非父母的需要。这种爱之所以伟大，并不在于无私，而在于充分了解对方需求条件下的自私，换句话说，父母之爱与子女之爱很容易达成妥协。这种妥协并不是自然和谐，尤其在子女成人之后。

关于机会成本，在此，举一个生活中经常遇到的例子。假设同学之间事先商定结婚时每人给1000元礼金，那么两个同学凑成一对结婚时，应该给1000元还是2000元呢？当然，先于这两个人结婚的人，大都会给2000元，毕竟要还人家。但是没有结婚的人呢？你可能会觉得给1000元就可以，这样等自己结婚的时候，人家两口子给1000元就好了。但是，你有没有想过，万一两个人离婚呢？离婚后的两个人参加其他人的婚礼时，应该给多少钱呢？各给500元吗？所以，这个时候给2000元是更合适的。当然，你可能会说人家为什么要离婚？离婚后还有再婚的呢？但是，当你在讨论这些细化的假设时，你就开始考虑机会成本了，市场的边界也开始向不平等的关系延展了。

说到产权和机会成本，我们再回过头来看稀缺。稀缺虽然是物性，但不离人性，稀缺是相对于人的需求而言的。就需求而言，真正

---

① 〔美〕迈克尔·桑德尔：《公正：该如何做是好》，朱慧玲译，北京：中信出版社2012年版，第173—175页。

稀缺的东西，其实只有一个，那就是时间。一是当期消费的东西不可逆。在任何一个时点上，我占据的空间，不能容纳其他任何人；我吃掉的面包，不可能复原给另一个人吃。那么，如何解决这一问题呢？靠产权。首先，每个人都是他自己身体的私人（排他性）所有者；其次，每个人都是他认为稀缺且运用他的身体最先利用的一切天赋财货（自然资源）的私人所有者；再次，每个人在他的身体及原始占有财货的协助下生产新产品，并因而成为这些产品的正当所有者，假如他在生产过程中，没有物理毁损另一人拥有的财货；最后，一旦某样财货被初次占有或生产，可以借助财产项下从先主人至后主人的自愿契约转让方法取得它的所有权①。二是有些东西不能按照我们要求的时点进行消费。不能按照我们要求的时点消费，就会产生极高的机会成本。这里又分为几类：①加班加点可以提前消费的，自然需要增加赶工的费用；②加班加点也无法提前消费的，此类商品具有当前条件下不可分的属性；③当前条件下无法通过劳动获得，如极为稀有的矿产资源、人体器官等。第一类往往出现在某一商品的诞生之初，随着竞争的加剧，市场将自然解决这一稀缺问题。第二类受生产条件所限，竞争的力量有限，需要技术的重大突破。第三类同样受生产条件所限，需求在价格形成中发挥了更大的作用，然而，在技术层面也存在巨大的机会成本。

说到这里，我想与读者分享从一位茶壶老板那里学到的东西。经朋友介绍，我曾与一位制作茶壶的老板聊天，他告诉我，如果有人大批量订制他的茶壶，他要加价而不是优惠，主要基于两方面的考虑：一是增加的订单量需要投入更多的劳动力，工人们需要加班加点；二是他可能因此损失许多零散的顾客，而这些顾客有可能培育起强大的竞争对手，这一点需要补偿，而且这是更重要的。这位老板对

---

① 〔美〕汉斯·赫尔曼·霍普：《政府，还是私法社会》，载于《米塞斯日报》（Mises Daily），2011年5月9日。

机会成本可谓深谙其道。

二、医疗服务市场的一般性

理解了市场的一般性,我们再来看医疗服务市场。医疗服务市场是为全社会提供医疗服务产品的要素、活动和关系的总和,其本质仍然是一种制度。而从医疗服务的发展历程来看,其经历了并经历着由模糊医疗、经验医疗向精准医疗①发展的趋势,可见,医疗服务市场与一般服务市场一样,是偶然因素的产物,而不是人为设计的。目前,医疗服务大都处于经验医疗阶段。而即使精准医疗,其技术本身的发展也是偶然因素多于人为设计因素。

与一般服务市场一样,医疗服务市场同样以满足他人的需要作为满足自己需要的前提。而且,由于其救死扶伤的属性,这一特性更加明显。在此,有必要讨论一下这一属性是使得医疗服务市场更一般还是更特殊。我们先来看一个非医疗领域的例子。近年来,天价拖车费一直为媒体所诟病,多地报道拖车费动辄几千元甚至上万元,引来舆论一片哗然。高速抛锚本是急难之事,靠别人的急难发财,表面上并不符合人类赖以生存的价值观。然而,从供给者的角度来看,高速抛锚是个小概率事件,拖车公司可能十天半月都没有一单生意,对于偶尔到来的客户,拖车公司自然会将等待的成本转嫁出去,否则,这一生意的供给将会消失。目前,天价拖车费的根源在于垄断,而即使在充分竞争的条件下,拖车费也会在较高的价格上达到均衡。天价拖车费仅仅是由于垄断使得价格远远超过竞争条件下的均衡价格,而这一市场并不具有本质上的特殊性。同样,医疗服务市场中的罕用药,也是救人于危难之际,但是由于发病概率极低,医方生产或供给这一产品的交易成本较高。但这并不能否定市场的一般性,而过分强调这一市场的特殊性。竞争和进一步的社会分工或产品细

---

① 〔美〕克莱顿·克里斯坦森、杰罗姆·格罗斯曼、黄捷升:《创新者的处方:颠覆式创新如何改变医疗》,朱恒鹏等译,北京:中国人民大学出版社 2015 年版,第 66—67 页。

分,仍然是当前条件下解决这一问题的有效选择。由此,拓展到一般医疗服务市场,救人于危难之间的医生,其供给的医疗服务对于患者来说效用较高,因此更愿意付出金钱、时间等成本。这就导致医生具有了优先的剩余控制权和索取权。他们在整个社会的收入分配中处于有利地位。据《中国劳动统计年鉴(2014)》分行业城镇单位就业人员平均工资统计,2003 年至 2013 年,卫生、社会保障和社会福利业就业人员平均工资,在全部 20 个行业类别中排名 7—9 位、不具有明显优势,且在整体水平上呈下降趋势。① 根据埃文斯(Evans)的研究,医生会根据当地收入分配状况来设定目标收入水平②。任何一个地区,都有主导其经济发展的产业组合,其中领先的行业组合决定了当地的收入分配状况,医生无疑应当是这一组合的成员之一。换句话说,医生的应得收入,与当地的高收入人群密切相关,而与低收入人群关系并不紧密。这为医生群体实施"价格歧视"提供了依据。我国古代医生对富人和穷人的差别定价,充分体现了这一点③。

同样地,医疗服务市场受价格机制、供求机制、竞争机制、风险机制和激励机制等市场基本原理的影响。价格机制会引导医疗机构或医生追求利润较高的项目。供求机制的作用在医疗服务行业表现同样明显,当供小于求时,医疗机构或医生在竞争中处于有利地位,如当前大部分三级医院及大专家;当供大于求时,医疗机构与医生之间会展开激烈的竞争,如当前体检、牙科等服务项目。竞争机制会引导医院调整资源配置、降低服务价格、提高服务质量,竞争机制还会使医疗机构和医生对价格信号作出反应。风险机制促使医疗机构或医

① 国家统计局人口和就业统计司,人力资源和社会保障部规划财务司:《中国劳动统计年鉴(2014)》,北京:中国统计出版社 2015 年版,第 36—40 页。

② Robert G. Evans, Supplier-Induced Demand: Some Empirical Evidence and Implications, *The Economics of Health and Medical Care*, Lordon, Macmillan Publishers Limited, 1974, pp.162—173.

③ 王文娟:《我国新医改背景下的医疗服务公平研究》,载于《中国人民大学学报》2016 年第 2 期。

生有选择性地提供医疗服务和选择病人。激励机制促使医疗机构和医生在医疗服务质量、技术、服务等方面不断取得创新和进行产品细分。

此外,医疗服务市场与一般服务市场的边界也具有一致性,如果说有不同之处,那么也是在产品本身层面,而不是制度层面。这一问题将在本章第四节进行探讨。

第二节　医疗服务市场的特殊性

医疗服务市场的特殊性主要包括三点:一是选择不够细分,主要是指承载医疗服务价值的载体细分不够;二是结构失衡,能够体现价值的部分载体畸形发展;三是现有条件下的生存法则,谁为医生服务,谁才能够生存下来。

一、选择细分程度低

医疗服务选择细分程度低,主要表现在以下几个方面:

（一）产品本身的特征

一是传统条件下医疗服务的生产和消费在时间和空间上具有一致性,只能边生产边消费。二是医疗服务市场因为医患之间的信息不对称,存在不平等的商品交换关系,造成医疗服务市场的垄断现象。三是医疗服务市场具有不完全竞争的特点。医院的数量有限、患者的个体差异,以及医疗服务的特殊性,使医疗服务市场的竞争为不充分竞争。四是由于医疗服务市场的信息不对称,医疗服务市场的主体出现了除供给方、需求方之外的第三方,即医疗保险机构。

（二）市场失灵的表现

一是市场机制不能解决公共卫生品的提供问题。二是市场机制解决不了弱势人群和贫穷区域的医疗可及性问题。三是市场机制解决不了医疗资源的合理分布问题。市场机制的自然调节会使资源分布不断向一定区域和大型医院集中,形成垄断。四是市场机制解决

不了医疗卫生行业的长期发展问题,如行业管理、立法控制、技术进步问题等。针对市场失灵问题,政府对医疗卫生市场进行干预:

(1)保证公共卫生产品的提供。

(2)建立医疗保障制度,通过医疗保障制度合理筹集医疗资金,使弱势人群能够有能力支付医疗费用,保证医疗卫生可及性。

(3)制定区域卫生规划,进行合理的机构布局,避免个别医院形成垄断。如制定医疗卫生机构管理条例、规定行医许可证制度、对购买大型设备实行审批制等。

(4)加强监督管理。健全卫生执法体系,严格卫生监督。

二、结构失衡

虽然政府干预的初衷是纠正市场失灵,然而政府也存在失灵问题。主要表现在:一是造成市场的短缺或过剩。如果政府的干预方式是把价格固定在非均衡水平上,将导致供给与需求之间存在缺口,形成供不应求或供过于求。如果把价格固定在均衡水平之下,就会产生供给短缺。反之,则产生供给过剩。二是政府同样存在信息不足和决策能力限制问题。政府并不一定知道其政策的全部成本和收益,也不能准确把握其政策后果,难以进行政策有效评价。三是官僚主义和低效率。政府决策过程中有可能出现思路僵化或因官僚主义造成低效率,还可能因为寻租等行为造成资源的严重浪费。四是缺乏有效激励。政府干预或消除或扭曲了市场力量,或冲抵了市场竞争的激励作用,难以产生正向激励。五是政府政策的不稳定性或者"一刀切"和频繁变化现象。如果政府干预的政策不能因地制宜,或者措施变化得太频繁,有可能妨碍市场预期的形成,降低行业的经济效率。

三、生存法则:为医生服务

由于选择程度低和结构失衡的存在,医疗服务市场的生存法则也存在一定程度的扭曲。就一般服务市场而言,谁为消费者提供满意的服务,谁就能够在这个市场上立足;然而,目前的医疗服务市场,却充斥着谁为医生服务,谁就能够在这个市场上立足的现象。虽然马云在互联网大会上豪言:三十年后让医生失业,但就目前来看,这一举动不太可能实现,除非技术上出现重大变革,如动画电影《超能陆战队》中的大白(Baymax)。在此,有必要通过对比优步(Uber)、滴滴等互联网约车软件与移动医疗软件。两种软件都有两套系统,一套对供给方,一套对需求方。如阿里健康一套对医方(医疗服务机构和医生),一套对患者;而滴滴出行一套对司机,一套对乘客。但它们之间的区别是,前者医生是顾客,后者乘客是顾客。换句话说,如果做医疗,它真正的客户是医生而不是患者,患者是医生的客户。而乘客是滴滴和司机共同的客户,没有滴滴,很多司机会花费更多的成本搜寻乘客,因此司机愿意为滴滴打工。然而,做移动医疗不能赚医生的钱,而应该为医生提供方便,因为医生掌握剩余控制权,他们很容易从一个平台跳到另一个平台,而不论你的市场占有率有多高。

第三节　医疗服务市场的主体

医疗服务市场的主体包括供给方、需求方和支付方(如图 1-1 所示)。供给者即提供医疗服务的组织和个人,包括各类医疗机构和医务工作者;需求者即享受医疗服务的患者或者潜在消费人群,其范围随医疗服务产品的不同而不同;支付者即为医疗服务的消费付费的主体,包括患者或潜在消费者、政府、社会及保险公司等。

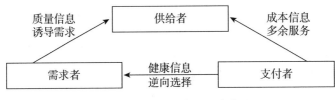

图 1-1　医疗服务市场三方关系

在三方关系中,供给者掌握信息优势:一方面对需求者掌握质量信息优势,产生诱导需求;另一方面对支付者掌握成本信息优势,提供额外服务。需求者对支付者掌握健康信息优势,产生逆向选择问题。支付者在三方关系中处于最不利地位,最有动力改变现状。而支付者中包括政府、社保基金、患者和商业保险公司等,相较于政府、社保基金和患者,商业保险公司更有动力也更善于控制成本。因此,在理顺三方关系的过程中,可重点调整支付者角色。

三方主体均基于各自的利益驱动来进行策略选择。需求者的利益机制是以最低的费用(甚至不需缴费)获得最好的医疗服务,即使是穷人,也偏好最好的医疗服务。若需求者不了解医疗成本,这种偏好是无止境的。

支付者、非营利性支付者追求收支平衡,而营利性支付者要追求利润。医疗保险基金需要在年度内做到收支平衡即不会破产,无追求投资回报的机遇和偏好。无论怎样,支付者都需要制约患者行为和医疗服务行为,其能力和道德像钟摆在患者和医方之间摇摆。如果摆向患者,即制约医疗机构;如果摆向医疗机构,即牺牲患者利益,尽管他们已经缴纳保费。

供给者的利益机制是以最低成本的医疗服务换取最好的补偿,包括通过有效管理降低成本,也包括通过减少服务和低质量服务来降低成本。供给者的策略在不同的制度安排下会有不同表现:如果支付者过度宽容,他们则不需要考虑医疗成本,医生偏好的策略是通过最大化地满足患者需要来实现自己利益的最大化;如果需要供给者考虑医疗服务成本,医方的偏好和策略即是以牺牲需求者(患者)利益来降低服务成本,以保全供给者(医院和医生)的利益。

第四节 医疗服务市场的客体

医疗服务市场的客体,包含价值和载体两个层面。价值包括资本、劳动、技术、健康、时间、信誉、某种体验(如舒服、安静、放心)、制度等,而载体包括服务、药品、公共服务、防范风险等。由于医疗服务市场中健康、时间等价值难以量化,必须委托于某一载体,因此,载体的功能被医疗服务市场广泛运用。

医疗服务产品涵盖的范围非常广泛,种类繁多。研究医疗服务产品的供给方式,必须先对医疗服务产品进行层次区分,并考察产品的不同属性,才能对不同层次的卫生服务产品提出不同的有效的供给方式。

从经济学的角度看,依据对产品的分类,医疗服务产品可分为公共产品、准公共产品和私人产品三类。按照萨缪尔森在其《经济学》①从公共产品的特征出发,对公共产品的定义是:不论个人是否愿意购买它们,它们带来的好处是不可分地散布到整个社会里。对私人产品的定义是:是这样一些产品,它们能分割地提供给不同的个人,也不带给他人外部的收益成本。1954 年,萨缪尔森在《公共支出的纯粹理论》中给出了公共产品的经典定义,指出纯粹的公共物品是这样的物品:每一个人对这种物品的消费,并不会减少任何个人对它的消费。② 公共物品的特征有:

(1)效用的不可分性(Non-divisibility),即公共物品是面向整个社会为全体社会成员提供,具有共同受益或联合消费的特点,其效用为整个社会成员所共享。

(2)受益的非排他性(Non-excludability),即人们消费公共物品时,无法同时排除他人消费这种物品。

(3)消费的非竞争性(Non-rivalness),即个人或厂商对公共物品的消费并不排斥、妨碍其他人或厂商对它的享用,也不会因此减少其他人或厂商享用该公共物品的数量和质量。

---

① 〔美〕保罗·萨缪尔森:《经济学》,高鸿业译,北京:商务印书馆 1981 年版,第 297 页。

② Paul A.Samuelson.The Pure Theory of Public Expenditure.The Review of Economics and Statistics.Vol.36,No.4,1954,pp.387—389.

（4）消费或使用具有强制性（mandatory），公共物品一经生产出来，提供给社会，社会成员一般没有选择余地，只能被动地接受。即公共物品不是自由竞争品，它具有高度的垄断性，如公检法、国防和政府机构。因此，公共物品只能由政府供给，不能依靠市场机制。私人物品则与之完全相对应，一般通过市场机制由厂商和个人来提供，消费具有竞争性、排他性特征和非强制性。私人产品是通过市场供应的，完全由市场机制调节；消费者按照谁购买谁消费的原则来消费有限的资源，具有完全的竞争性；由于资源是有限的，人们在消费私人物品时，必定同时排除他人消费这种物品的可能性；也由于谁购买谁消费，消费者是单独享用、单独受益的，消费者消费什么、不消费什么是消费者个人的事，消费者拥有完全的、自由的主权，任何人不能施以外部的强制。

而准公共物品，又称混合物品是那些介于纯公共物品和私人物品之间的产品，因为带有公共物品的某些特征而区别于纯粹的私人物品。这类物品可以由个别消费者占有，因此具有竞争性；但又具有外部性，即这类物品的消费会产生外部效应，而其他消费者无法拒绝或排除这种效应，因此具有公共性。比如，拥挤的高速公路（见表1-1）。

表1-1　产品按属性的分类

	排他性	非排他性
竞争性	纯私人物品 （1）排他成本较低 （2）主要由私人企业生产 （3）通过市场分配 （4）从销售收入中获得所需资金	混合产品 （1）产品是集体消费的，但会变得拥挤 （2）由私人企业生产，或直接由公共部门提供 （3）由市场分配，或直接由预算分配

续表

	排他性	非排他性
非竞争性	混合产品 (1)具有外部性的私人物品 (2)主要由私人企业生产 (3)通过补贴和征税,主要由市场分配	纯公共产品 (1)很高的排他成本 (2)直接由政府生产,或由私人企业根据政府合同生产 (3)通过预算分配

医疗服务产品依据以上分类,同样可分为公共产品、准公共产品和私人产品。公共产品是具有非排他性、非竞争性、外部效益明显、个人没有激励去购买的一类医疗产品,如许多环境卫生的控制、环境治理、饮水卫生和健康宣教等均属于这一类。由于在市场经济体制下,没有人愿意提供这类公益性很强的产品,故应该由政府承担起提供的责任。

卫生服务准公共品,包括如计划免疫以及结核病、性病和艾滋病的防治等。虽然直接消费对象和受益对象是个人,但其他人群也可从中受益。不仅接受预防接种服务的本人从中受益,预防接种后人群的集体免疫力增强,使周围的易感者也得到了保护。这类卫生服务的特点是直接受益者对消费效益的估计要比其社会效益小得多,因此不能单靠市场机制提供此类产品,还需政府的干预。

卫生服务私人产品包括必需消费品和非必需消费品。前者是指人人应该得到的卫生服务,也就是所谓的基本医疗服务,包括急诊服务、阑尾炎手术和接生等。政府通过有关医疗机构免费提供的计划免疫、防治艾滋病与麻风病等服务不在其中[1]。非必需消费品是指大多数人认为基本性不那么强的卫生服务,包括美容手术、癌症晚期的住院治疗和脏器移植等。

---

[1] 曹永福、陈晓阳、王云岭:《对"医疗服务商品和市场"存在客观性和必然性的理性思考——兼评〈对中国医疗卫生体制改革的评价与建议〉》,载于《医学与哲学》2005年第10期。

第二章 医疗服务市场主体

第一节 医疗服务市场的供给者

一、医生

在经济学理论中,医生服务不仅包括医生劳动力,还包括其他多项劳动力和非劳动力投入。例如医生助手、医技人员、护士、接待员、医疗供应品、办公场所、诊断设备等。区分作为关键性投入的医生劳动力和医生所提供的医疗服务过程是非常必要的。

(一) 医生服务市场的进入

在过去的三十年里,医生服务市场无论是在医生数量上还是在实际卫生费用支出上,都有了很大的增加。这些改变在一定程度上表明,进入医生服务市场的门槛降低,同时医生服务市场的竞争会随时间进一步加剧。一般认为,在医生服务市场中通过政策法规限制医生供给进入会阻止竞争。在被允许行医前一个人必须要达到最低的教育程度(一般为合法的医学院授予的学位),在正规的医疗机构担任内科医生和住院医生,并通过医学考试。这些多重要求需要一定的时间和金钱,并且增加了成为一名医生的机会成本。

医疗服务具有高度专业性。对于一般的病人,人们很难判断自己得什么病,应当怎样治疗,需要由专业机构和专业人员借助专业的技术手段和设备来诊断和治疗。提供医疗服务的专业人员,不管是医生还是护士,都需要经过长期的专业培训,进行特定的职业训练。并且,一般只有在某一领域长期从事研究和疾病治疗,才能积累更多的经验,更准确地诊断和治疗疾病。医疗服务领域一般都设立了严格的准入制度。例如,在美国,医疗教育包括 4 年的本科学习,接着 4 年的医学院学习。8 年的正规教育后,医学院毕业生在开始医疗执业之前还必须完成为期至少 3 年的住院医生实习课程。在我国,医生要合法执业,必须参加执业医师资格考试,并获得《执业医师资格证书》,并在卫生局或厅注册,取得《医师执业证书》。由于医疗服务的高度专业性,很难被替代,因此往往具有一定的垄断性。医生的专业知识越丰富,越难以被替代,则垄断性越强。一般服务市场(如理发、社区服务等)的进入门槛比较低,准入条件的限制比较少,因此,市场可以充分竞争。

◤ 延伸阅读

为什么中国人认医院不认医生?

2016 年 1 月份,一位东北女孩在北京某医院怒斥号贩子的视频引发广泛关注,原本 300 元的专家号被号贩子炒到 4500 元,这种遭遇让许多人深有同感,外地患者千里迢迢赶赴首都看病,却总是遭遇一号难求的尴尬局面。痛斥这一现象的同时,我们应该看到更深层次的一个问题——中国人看病更愿意选择大医院、公立医院,而不是小医院、私立医院。那么,为什么会这样呢?有人可能会说大医院、公立医院好医生多、先进设备多,而小医院、私立医院好医生少、先进设备也少。然而,究竟是先有好医生,还是先有好医院呢?先进设备为医生服务,还是医生为先进设备服务呢?换句话说,患者就医究竟是认医院、先进设备,还是认医生呢?

这需要从医生和医院的声誉机制和责任机制说起。从医疗服务本身来说,其声誉和责任的根本在于医生提供的服务,因此应将声誉机制和责任机制以医生为核心建立起来。一方面,声誉机制和责任机制是医生收入的重要来源。没有声誉机制,医生的剩余控制权就会被削弱,相应的剩余索取权也就缺少了赖以存在的基础;没有责任机制,风险作为一种产品的性质被忽略,其价值属性自然被分散,同时也为医患关系埋下了隐患。另一方面,声誉机制和责任机制是医疗服务领域非价格竞争的具体体现。医生为了自身的声誉,可能会更加关注医疗服务的质量,而不只是成本;而为了规避责任,可能会严格按照规定的流程操作。这些都为医生服务的价值提升创造了条件。

然而,目前并未形成有效的医生声誉评价机制,患者只能根据医院的评级和规模来判断医生的医疗水平,大医院、公立医院自然会吸引更多患者。更进一步的,公立医院或者大医院往往由政府授予信誉,这样原本应当由医生个体集合而成的集体声誉,因为行政干预而赋予医院侵蚀医生个体声誉的条件,医生的收入也相应地减少。当然,伴随政府赋予声誉的机制,医院承担部分医疗责任。这样,医院进一步将"风险"这一产品纳入自己的"口袋",进一步侵蚀了医生群体的收入。由此来看,认医院而不认医生的责任并不在于患者,而在于不合理的声誉机制和责任机制。

(二) 医生服务市场的运作

在医生服务市场中,医生不仅是医疗服务的提供者,而且是医生服务需求水平的决定者。例如:医生建议病人的医学检查、就诊频率和合适的治疗方案。由于信息不对称,消费者难以判断医疗服务是否合适。这种医疗保健选择信息的不对称使得医生处在一个潜在独特的高利润地位。

在医患关系中,医生代理患者(委托人)的健康问题。医生作为代理人,承担为拥有很少医学知识的病人提供合适医疗服务的责任。假设患者有健康保险而医生的自身经济利益受到威胁时,医生就可能引导病人消费更多不必要的医疗服务来改善自己的处境。这些多余的医疗服务对于大多数患者来说可能并无太大损失,却在一定程度上增加了医生的收入。

例如,假设医生服务市场在图2-1中的最初平衡点在(M_1, P_1),M表示医生服务的数量。若医生数量增加,会引起供给曲线向右S_1移到S_2,医生的价格由P_1下降到P_2。医生面临由于数量增加带来的竞争压力和收入的减少,可能采取更多的就诊、过多的医学检查或不必要的手术治疗来影响病人的医疗服务需求。医生服务的需求因此由D_1增加到D_2。最后,医生服务的价格升高,形成新的平衡价格P_3和新的平衡数量M_3。

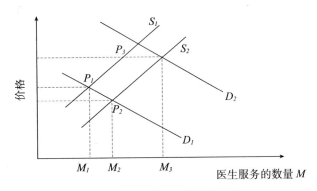

图2-1 医生服务市场供给曲线

在公立医院医生的行医过程中,存在着诸多的利益相关者,有政府、医院、患者、医疗保险机构、药品供应商等。目前在政府投入不足的情况下,公立医院不得不为自身的生存而重视业务量,如营业额、利润等经济效益指标,在这些指标的驱动下,医院考核各业务科室的指标亦转变成经济效益指标,科室在分配职工收入的过程中,也多是关注经济指标,以收入减支出的模式作为主体,即临床、医技科室①以收入(除药品、CT、磁共振等)减去支出,一般包括除购药成本外的

————————

① 医技科室,也称非临床科室,是指运用专门的诊疗技术和设备,协同临床科诊断和治疗疾病的医疗技术科室。

房屋设备折旧、人员成本、水电耗用、耗材领用、维修等直接成本,同时还包括在麻醉科、手术室、功能检查科、检验科、门诊治疗室、注射室、产房、内镜室等公共平台科室帮助下完成业务所发生的支出的关联成本,以此结余作为科室奖金分配的总数基础,再根据不同年资、不同岗位配以一定的系数,全科所有系数和算出每系数的奖金,再乘以本人的系数即得到奖金。精细一些的会收支核算到诊疗小组,小组内各级别医师再分配。此外,对于手术、检查治疗、门诊费提成、出院人次都可以按一定比例抽取提成,精确到人作为奖金发放,这一部分收入一般根据工作量来计算。这种只关注医院、医生利益导向的医生收入分配方式,忽略了患者的利益、医疗保险的利益,直接导致医院、医生刺激医疗行为中的诱导消费,从而造成患者医疗费用虚高以及医疗保险总支出的不合理扩大。

同时,在医生医疗行为过程中,药械供应商由于行业的激烈竞争,竞争手段畸形,通过寻租、回扣来影响医疗行为。医生对于药品、医疗器械使用的选择受这种不良影响很大,并且往往带有过度医疗的倾向,额外增加了患者的负担,浪费了医疗资源,医生在医疗行为中又一次关注了自身的利益而损害了患者的利益。

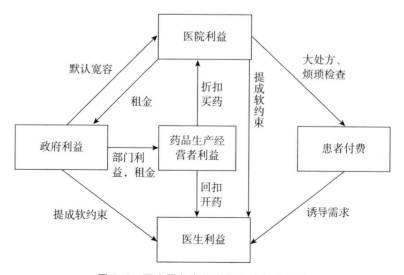

图 2-2 医生服务市场利益相关者关系图

各利益相关者相互推动"过度医疗行为",增进利益。一方面,政府对医院的逐利行为默认,对违规行为宽容,医院对医生的过度医疗予以激励,对违规行为进行软约束;医生则以大处方、大检查回馈医院,医院和医生最终实现政府利益并为相关人员提供租金,组成了纵横交错、紧密相连的利益网络。

延伸阅读

医德的价值

医德是调整医务人员与病人、医务人员之间以及与社会之间关系的行为准则。它是一种职业道德,是一般社会道德在医疗卫生领域中的具体表现。古往今来,救死扶伤、以身试药、悬壶济世、妙手回春等诸多美誉都加诸医生。传说中也有很多甘为劳苦大众治病救人的故事,如神农、华陀等。这些美誉和传说流传下来,形成了中国特色医德的文化基础。然而,近几年媒体屡屡爆出医院或医生见死不救、医生收受红包等新闻事件,引发广泛关注。人们不禁要问:现在的医生丧失医德了吗?

笔者认为,中国大部分医生骨子里流淌着的仍然是救死扶伤、悬壶济世的文化基因。这些基因,附着在医疗卫生产品或服务上,成为丰富产品或服务的重要因素。一方面,它们扩展了服务的范围,如使部分低收入群体也能得到必要的诊疗等服务。另一方面,丰富了产品或服务的种类。扩展服务范围,本身就产生了一种诸如面向低收入群体的稀缺新产品。此外,将医德融入医疗卫生产品或服务中,提升了产品或服务本身的层次,甚至重新定义了产品或服务本身,进而为产品或服务的无限细分提供了必要的条件。当然,产品或服务的细分、从根本上说要靠科技进步,但医德站在更高层次上弥补了人们对科技的更高需求。

从本质上说,医德也是一种合约。是技术和产权暂时无法调整利益关系时相关从业人员之间以及社会之间相互达成的妥协。不同的技术条件,不同的产权安排对应不同的职业道德。对比房地产行业来说,现代设计和建筑技术的发展,已经逐步突破了人们对房屋安全性的简单需求,越是发达的城市、越是现代的建筑,房屋的安全性往往越有保障。在这种条件下,房地产行业的职业道德就会往更高层次发展,如追求绿色环保。此外,对比食品行业,技术条件的进步给食品安全也带来了越来越多的挑战。然而,政府越来越严格的监管和市场越来越激烈的竞争,从制度层面有效遏制了食品安全问题的继续恶化。部分食品供给者通过追求健康等更高层次的需求,建立了独特的核心竞争力,取得了更好的业绩。总之,医德的发展也要适应自身所处的技术条件和制度安排,适时将它作为非价格竞争的重要一环,不断丰富医疗卫生产品或服务本身,促进医疗卫生事业的大发展。

二、医院

公立医院是我国医疗服务体系的主体,城市公立医院在基本医疗服务提供、急危重症和疑难病症诊疗、培养医疗卫生人才等方面发挥着重要的、不可替代的作用,是解决群众看病难、看病贵问题的主战场。2010 年国家在 17 个城市启动了公立医院改革试点,2014 年试点城市扩大到 34 个,2015 年增加到 100 个,2017 年所有地级以上城市都将全面推开公立医院改革。从前期实践来看,各地积极探索,改革取得明显进展,群众就医条件得到明显改善。同时,城市公立医院当前还存在着一些比较突出的矛盾和问题。

(一) 医院服务市场的进入

医院服务市场的结构性竞争由以下方面决定:医院的数量、类型和规模分布;供应商数量、类型和规模分布;保险公司数量、类型和规模分布;进入壁垒的高低;产品类型以及医院与病人之间信息不对称的程度。医院作为供应者一方,除了一些医院众多的大城市,大部分本地医院市场的特征都是由相对较少的竞争性医院所决定的。例如:拥有15万人口的城市一般只设有3—4家医院,除了现实竞争强度以外,医院的经营行为很大程度上依赖潜在进入的难易程度或所有进入壁垒的数量。从进入者的数量和进入壁垒来看,经验丰富的医院往往比新医院具有更低的运营成本和更高的服务质量,医院服务市场中的供给方具有垄断者的特征。

影响医院服务市场的另一个重要的结构性因素来自医疗服务市场的支付者。支付者拥有一定的需求规模,可以影响医院的定价和服务。同样,经济刺激和公共信息正在扮演越来越重要的角色,通过非价格方式,比如广告和舒适的环境,来吸引病人。

(二) 医院服务市场的运作

在一定的市场区域内,市场结构会对医院的运作造成影响。传统的微观经济学认为,数量众多的支付者和低的支付壁垒会促进竞争。更激烈的竞争一般会表现出产出增加、高质量和低价格。医院追求的目标不同,在不同的市场环境下运作,面对第三方支付补偿的方法,受很多政府的规章制度的支配。医院服务市场的一些结构性特征,如进入壁垒、产品的复杂性、信息不对称,决定了医院服务市场缺乏相关激励因素。理想情况下存在激励因素,从全社会角度出发,独立经营的医院为提高消费者满意度和成本最低不断努力。

由于服务质量的提高必须在医疗服务成本提高的基础上,所以当一家医院想要提高质量时,它的成本曲线就会上移。如图2-3,最初医院产出最大化在 M 点,如果医院管理者想要提高医院服务质量,会引起平均成本曲线从 AC_1 移到 AC_2,在没有需求变化的情况下,产出最大化水平达到 N 点,伴随着产出的减少,质量提高了。

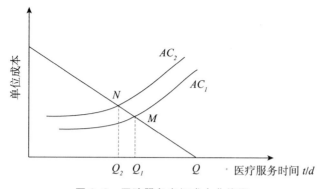

图 2-3　医院服务市场成本曲线图

当医院的服务质量进一步提高时,就可能得到产量和质量间的平衡曲线。平衡曲线如图 2-4 所示,曲线向下倾斜,表明医疗服务的质量和产出间的平衡点产生了。管理者必须面临在医院服务质量和满足患者效用最大化两者间的不断折衷。

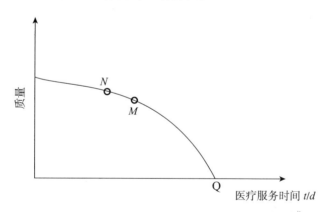

图 2-4　医疗服务的质量和产出间的平衡点

▶ **延 伸 阅 读**

共享经济的兴起与医院的发展趋向

进入 21 世纪,随着互联网行业的大发展和共享经济的兴起,以BAT(百度、阿里巴巴和腾讯)为代表的互联网企业迅速发展壮大,一方面逐步撼动了包括银行、移动通信、出租车等在内的行业垄断局面,为人民生活、经济运行注入了新鲜的血液;另一方面开始涉足过去私人不愿进入的领域,如百科全书、公共交通、公共卫生等,为公共服务和公共政策的创新提供了新的方案。马云更是在互联网大会上豪言,未来30年要让医生失业。他的"未来医院"计划也得到了媒体的广泛关注,可谓赚足了吆喝。

日前媒体爆出马云已与 400 家医院合作,并开始布局农村医疗服务市场①。然而,从本质上看,马云进入的并不是医疗服务行业而是金融行业,是为医疗服务提供服务的行业。在判断马云的"医疗梦"能否实现之前,我们先讨论一下医生和医院的关系:是医生为医院打工,还是医院为医生打工呢?

笔者认为,由于医生掌握信息优势,其对剩余控制权和剩余索取权的掌控是十分牢固的。目前由于不合理的声誉机制和责任机制,在一定程度上,医生是为医院打工的,医生的部分价值被医院(或其管理层)所占有,部分价值被耗散在公共领域,医生的积极性得不到最有效的调动,给整个社会带来了价值损失。有效的关系应该是医院为医生打工,只有这样,医院才能吸引优秀的医生加入,否则将出现逆向淘汰的局面。

结合共享经济的发展和最近政策出现的松动,未来医生的流动性会增强,理想条件下,医生自由执业,医生对医院或先进的医疗设备的要求将由"所有"向"使用"转变。医院和医疗设备将逐渐成为医生服务的附庸。看不到这一点,与再多的医院合作,也只能成为处于利润末端的服务者。今天中国移动逐渐成为微信等产品的通道的局面,将可能发生在未来的阿里巴巴身上。

更深层次地讲,医疗服务市场的生存法则是为医生服务。近年来,北京市探索医事服务费制度、旨在提高医生提供诊疗服务的收

① 海旺港:《马云要用 30 年让医生们失业,这次他做得到吗?》,http://mt.sohu.com/20160229/n438836970.shtml,2016 年 2 月 29 日。

入,体现了为医生服务的理念是一项成功的探索。此外,医事服务费
定价较高,直接提高了号贩子的成本和风险,扭转了"医生为号贩子
打工"的窘境,300 元专家号炒到 4500 元的事件将逐步退出市场。
从这一层面说,"未来医院"做金融,服务的仍然是消费者(或患者);
而根据"为医生服务"的生存法则,医生买账才是最根本的。所以,马
云的"未来医院计划"要想成功,还需要做一些战略上的调整。

　　当然,未来 30 年内如果出现《超能陆战队》中的大白(Baymax),
医生可能真的要失业了,但是大白成了新的"医生"。

第二节　医疗服务市场的需求者

　　医疗服务是生产健康中的一种投入,因为每个人消费医疗服务
的目的是为了维持、促进和提高健康水平。随着医疗服务的增加,总
效用以递减的速率增加(如图 2-5)。

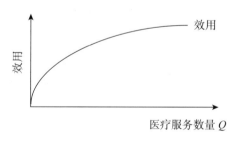

图 2-5　医疗服务与效用的关系

　　效用曲线的形状是由以下两种原因引起的:根据边际递减规律,
　　(1)每额外增加一单位医疗服务对健康水平提高的改变量小于
前一单位医疗服务对健康水平提高的改变量。
　　(2)每额外增加一单位健康水平对效用的改变量小于前一单位
健康水平对效用提高的改变量。
　　医疗服务的需求者主要包括患者和对医疗产品的消费者。医疗

服务需求者的价格等于购买医疗服务时每单位的自费价格,也等于第三方支付(保险等)后患者需要支付的部分。替代效应和收入效应都可以说明提高价格水平会引起患者对医疗服务需求的减少,反之,降低价格水平会引起患者对医疗服务需求的增加(如图2-6)。从替代效应来看,用低价格的服务替代了高价格的服务;从收入效应来看,较低的医疗服务价格增加了消费者的实际购买能力。

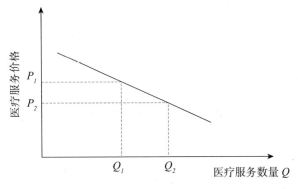

图 2-6   医疗服务需求曲线

需求价格弹性常常被用于预测当价格上升或下降时对于卫生总支出的影响。卫生总收益(对消费者是总费用)等于价格乘以数量。$TR = PQ_D$,TR 表示总支出,在需求理论中,随着医疗产品价格的升高,对医疗产品的需求量就下降;或 P 和 Q_D 的变化是呈反向的。价格的变化是否会引起总支出的增加和减少取决于这两个变量的相对率,或者说需求弹性。

不同医疗产品的需求弹性的变化是不同的,患者对医疗产品的预算、患者花费决策时间的多少、医疗产品的必需程度和医疗产品的替代性是一些重要的影响因素。随着患者对医疗产品的预算增加,患者可能对价格变化的敏感性增加,需求的弹性增大。决策时间的增加可能增加需求的弹性。由于医疗保险中患者支付了很小一部分医疗费用,而且医疗服务有时是一种急迫性服务,在这两种情况下医疗服务的需求对价格而言是无弹性的。任何可以推迟的医疗服务在某种程度上都是有需求价格弹性的。医疗产品的需求价格弹性和替代性产品的数量是直接相关的,个体的医疗服务需求和个体医疗服务提供者的价格弹性比整个医疗服务的需求价格弹性大。

第三节 医疗服务市场的支付者

一、患者

2014 年 1—11 月,全国三级公立医院次均门诊费用为 267.9 元,与上一年同期比较,按当年价格上涨 4.8%,按可比价格上涨 2.7%;二级公立医院次均门诊费用为 176.3 元,按当年价格同比上涨 4.9%,按可比价格同比上涨 2.8%。2014 年 1—11 月,全国三级公立医院人均住院费用为 12136.5 元,与上一年同期比较,按当年价格上涨 3.3%,按可比价格上涨 1.2%;二级公立医院人均住院费用为 5171.5 元,按当年价格同比上涨 2.5%,按可比价格同比上涨 0.5%。

本书在谈论患者的支付角色时,分为两个层次:一是作为医疗费用的直接支付者,是指购买医疗服务时每单位的自费价格,是第三方支付后患者需要支付的部分;二是作为医疗费用的根本支付者,是人均的医疗费用。第二个层次涉及交叉补贴的概念,将在第九章谈及"阿里公民"时做出相应阐释。

二、政府

政府支出指财政用于医疗、卫生、保健服务方面的支出。主要内容包括医疗卫生管理事务、医疗服务、社区卫生服务、医疗保障、疾病预防控制、卫生监督、妇幼保健、农村卫生、中医药、其他医疗卫生支出等。政府支出具有为权利付费的属性,它使医疗服务市场出现了需求者与支付者相分离的现象。

在英国、加拿大、日本、德国、法国、奥地利等发达国家,国家对医疗卫生的投入为 GDP 的 8%—10%,并且实现全民医疗保障体系,公民在承担少量的共同支付款之后,一切医疗费用均由国家或医疗保险公司负担。《中国统计年鉴(2015)》数据显示,2009—2014年,政府卫生支出累计达到46569.95亿元,年均增长24%。2014年,政府卫生支出首次突破10000亿元,达到10579.23亿元、比2013年增长10.8%。[①]

三、社会

医疗保险基金的实质是把民众用于看病治病的钱先筹集在一起,此后,当生病就医时民众就不用再支付高额医疗费用了。一旦所有的民众都获得了医疗保障,那么,医疗费用不仅可以在健康人群和病患之间分摊,而且可以在民众健康与生病的不同时段分摊,从而可以避免我国目前大部分医疗费用均由病人在生病期间负担的艰难局面。一旦所有的民众都获得了医疗保障,低收入者自然不会因为费用问题而对医疗服务(尤其是门诊服务)望而却步。在医疗服务利用上存在的社会不公平现象就可以得到矫正。

若没有医疗保障体系,医疗服务是患者和医疗服务提供者双方的事情。然而,服务提供方掌握信息优势,处于强势地位;服务消费方对医疗最多一知半解,处于弱势地位。服务提供方有可能会利用其信息优势,诱导消费方过度消费。医患关系紧张的表面原因林林总总,但症结在于医患二元关系中不可避免的内在矛盾。如果不从需方的角度出发在医疗保障体系上下功夫,而把希望寄托在供方改革上,那么,无论政府花多少心思,新医改也将难以达到预期目标和效果。新医改的关键在于打破二元关系,引入医疗服务的第三方购买者。如果引入了第三方,也就是医保机构,那么医患二元关系就转化为三元关系。简言之,健全医疗保障体系意味着两件事情:筹资和付费。

---

① 中华人民共和国国家统计局:《中国统计年鉴(2015)》,中国统计出版社2016年版,第745页。

医保机构把所有民众看病治病的大部分钱都汇集起来,如此就拥有了强大的购买力,从而可以同医疗服务提供者讨价还价,在保证医疗服务质量的前提下运用各种专业化的付费手段来控制费用。实际上,除了按项目付费外,所有其他医药付费手段必须而且只能由医保机构来行使。医保机构成为参保民众的代理人,民众也就不必作为单个病人听凭医生们摆布。如此一来,医疗服务买卖双方市场力量的对比便可以从卖方向买方倾斜,医疗服务提供方(无论市场化与否)便不能为所欲为地多收费、多开药、多检查。医患关系紧张的大部分问题,尤其是因付费而导致的问题,也自然可以得到消解。

可以说,对缓解中国医疗体制所面临的两大难题,即费用高涨、公平低下来说,健全的医疗保障体系具有一石二鸟之效。这是毫无疑问的。

四、医疗保险公司

医疗保险市场存在严重的信息不对称。由于信息不对称,很多医疗服务的需求者或供给者的选择是不确定的。例如,对于一个患者来说,患病的医疗费用是不确定的;同样从医疗服务供给者的角度看,患者的承受能力和治疗方式在疾病发生前也是不确定的。大多数人愿意通过支付一定金额来回避风险。对医疗服务市场的需求者来说,医疗保险可以降低购买卫生服务活动中的风险。

如第一章第三节对三方关系的分析,支付者处于最不利地位,最有动力改变现状。商业医疗保险作为市场化的力量,最有动力也最有能力节约成本、赚取利润。它处于三方关系的末端,通过使需求者与支付者达成一致目标的手段,平衡医疗服务质量、条件和费用。

与其他保险相比,社会医疗保险涉及的各方关系比较复杂,在社会医疗保险市场上,主要有四方交易主体:政府、保险公司、医疗服务机构、投保人。并且在社会医疗保险市场上政府、保险机构、医疗服务机构和投保人四方之间存在严重的信息不对称,四者之间的关系表现出各自的目的和价值取向,他们之间的关系很复杂,从而导致了一系列的问题。

社会医疗保险的支付方式是"第三方付费"。社会医疗保险支付是指投保人在获得医疗服务后,由保险机构向医疗服务提供方支付费用的一种支付制度。医疗保险所承担的功能都是通过其支付投保人的医疗费用来实现的,它是医疗保险过程中涉及保险各方经济利益的最直接、最敏感的环节,是医疗保险制度最重要的组成部分,也是医疗保险研究的重点。医疗保险费用的支付最初是一种简单的双向经济关系,即投保人直接向医疗机构支付医疗费用,然后从保险机构获得相应的补偿。随着人们对医疗保险市场特殊性的认识以及医疗服务的发展,支付方式逐步变为由保险机构代替投保人向医疗服务机构支付费用的方式,即所谓的第三方付费,最终医疗保险变成了一个复杂的三角经济关系。这种付费方式一方面使投保人远离了支付过程,从而造成其费用意识的淡薄,进而导致了医疗服务的过度需求和使用;另一方面,由于医疗技术的复杂性和保险机构监控能力的有限性,医疗服务提供方缺乏内在的费用控制动力,导致了过度提供医疗服务的行为。在医疗机构的诱导需求和投保人过度使用医疗服务的条件下,最终导致了医疗费用和保险费用的上涨。

我国医疗保险市场存在很多不足和有待完善的地方,主要包括两个方面的问题:一是由于我国医疗保险制度本身存在的缺陷导致了一些不良现象。二是由于医疗保险市场存在显著的信息不对称事实,从而滋生了严重的道德风险。道德风险的存在扰乱了医疗保险市场的秩序,造成了医疗费用的急剧攀升和医疗资源的巨大浪费。由于道德风险引起的问题主要表现在:一是投保人的过度消费。二是医疗服务机构的诱导需求。这两个方面都会导致医疗费用的增加和医疗资源的浪费。三是道德风险直接导致了医疗保险的有效供给不足。四是道德风险会造成投保人的次优消费和保险公司的次优保单设计,最终将使资源难以达到最优的配置,存在福利的损失。

第三章　医疗服务市场客体

了解医疗服务市场客体,需要区分医疗服务的载体与价值。本章将围绕医疗服务的质量、条件和价格,对医疗服务的产品本质进行分析。而这也是消费者尤其是患者所关注的。如医疗服务质量的价值对应健康,载体包括准确的诊断、先进的医疗器械等;条件对应的价值对应更少的痛苦、舒适的感受等,载体包括空调服务、独立病房服务等;价格的价值对应医生收入、患者支出等,载体包括挂号费、诊疗费等。这些具体的价值和载体,能够帮助我们更准确地理解医疗服务市场的产品本质。

第一节　医疗服务市场的载体

一、医疗服务

首先,医生提供的医疗服务属于劳务和技术服务,是无形的,消费者在购买之前不可感知,因此,对服务的质量也事先无法判断,同时不可转售。而有形商品是有形的,看得见摸得着,商品的质量可以事先判断,因此,消费者容易做出购买决策,购买了以后可以转售。

其次,医疗服务的生产过程与消费过程同时进行,在时间上不可分离。消费者一旦接受了医疗服务,就要承担已发生的治疗后果。

有形商品从生产、流通到消费的过程中,往往要经过一系列的中间环节,生产和消费过程具有一定的时间间隔。

再次,医生给不同消费者提供的医疗服务存在差异,不能实行标准化生产,质量难以比较。比如同一种疾病,可能因患者的年龄、体质、病情等方面的个体差异,而采取不同的治疗服务方案。即使对同一个体,在疾病的不同阶段,治疗方案也不同。治疗疾病时,不可能进行标准化生产,医生必须根据患者个体的实际情况有针对性地治疗。患者能否恢复健康,不仅与治疗方案的合理性有关,而且,与患者的体质、饮食、生活方式、休息情况、环境、心理负担等多种因素相关。因此,医疗作为影响患者恢复健康的一种因素,产出效果受到其他因素的影响,具有不确定性,医疗质量难以评价。而一般商品大都进行标准化生产,在一定的生产规模内,商品生产的边际成本递减。并且,人们对商品的质量可以方便地进行比较。

最后,医疗服务具有不可贮存性。一般商品是有形的,因而可以贮存,而且有较长的使用寿命,企业可以根据市场需求调节产品的生产数量,并可根据市场预测提前做好准备。而医疗服务属于无形产品,无法贮存。因此,不可能提前生产以应付可能增加的市场需求。

二、药品

由于公立医疗机构主导了国内药品市场,因此国内药品生产和经销品种选择也基本上由医疗机构及医生的处方行为决定。因此,造成国内药品市场廉价药品短缺的根本原因是医疗机构及医生不愿意使用廉价药,从而使得廉价药物没有市场需求。因为没有市场需求,药品生产企业自然不愿意生产,经销企业也自然就不愿意经销。事实上,一个竞争性的药品生产和供应体系已经在国内形成,这两个行业之所以没有通过市场竞争实现优胜劣汰,是因为作为药品需求者的医疗机构缺乏"汰劣择优"的激励。问题出在医疗服务体制上,药品生产和供应体系不负主要责任。试图在药品生产和配送环节寻找药价虚高的解决方案,不啻缘木求鱼。

现行的医疗行业进入管制和公费医疗及医疗保险定点制度,使得公立医疗机构在国内医疗服务市场上获得了垄断地位。不幸的是,行政管制失当将公立医疗机构在医疗服务供给上的这种垄断地位延伸到了药品零售业务上,形成双垄断局面,既垄断了医疗服务供给,又垄断了药品零售业务。具体地讲,按照政府确定的药品分类管理体制,医疗机构事实上控制了处方药零售业务,由于处方药销售占国内整个药品零售额的 80% 以上[1],因此公立医疗机构事实上控制了绝大多数药品的零售。

这使得国内的公立医疗机构成为药品市场上的双向垄断者:面对众多的药厂和医药经销商,医院处于买方垄断地位,因为它控制着80% 以上的终端市场,面对这样一个垄断买方,数量众多的医药工商企业基本没有讨价还价能力,只能满足医院的种种要求;而面对患者,医院处于卖方垄断地位,因为它控制着绝大多数处方药的开方权、销售权以及公费医疗与医保的定点资格,面对这样一个垄断卖方,患者更没有什么讨价还价能力,也没有什么选择权,往往只能根据医生的处方在就诊医院买药。近来少数患者被允许持处方到社会零售药店买药,但是这样的行为受到种种限制而没有成为普遍的行为。

医院在药品零售方面的垄断,完全是一种行政垄断。此外,为了保护乃至谋求更大的经济利益,医院会尽可能利用一些可能的手段保护自己在药品零售上的垄断地位,以隔绝来自社会药店以及医院之间的价格竞争。显然,如果病人拿着医生开出的处方到外面买药,业内俗称“跑方”,医院就不可能得到售药收益,因此医院会采取措施防止“跑方”现象。传统的做法是用拉丁文或者特别潦草的笔迹书写

---

[1]　王锦霞:《打破垄断、建立优胜劣汰市场机制是当务之急》,载于《中国药业》2004年第 7 期;陈文玲:《药品价格居高不下究竟原因何在——对药品价格问题的调查研究与思考(上)》,载于《价格理论与实践》2005 年第 1 期。

药方以使外人无法辨认。目前这种方式已经较为少见,现在的主要手段是使用无纸化处方(电子处方),将处方信息输入磁卡或者计算机,通过局域网直接传送到药房,使得患者无法到外面配药。此外,由于同种药品国内一般有数十个甚至数百个厂家生产,尽管这些药品的化学名(通用名)是一样的,但是不同药厂生产的具有不同的商品名称。各个医院购进的同种药品往往产自不同的药厂。因此,医生在开方时有意使用药品的商品名而不是化学名(通用名),这进一步强化了医患之间本来就存在的有关药品替代性知识的信息不对称性,大大增加了患者到外面配药的困难,加强了医院售药的垄断地位,同时也使得医疗机构更易于用昂贵药品替代廉价药品。近来,政府对处方行为施加了新的管制,医生开处方时已经不得使用药品的商品名,而必须使用通用名。这一管制的实施状况和效果,尚有待观察。药品从生产到零售整个过程中的利润分配格局从一个角度说明了医疗机构的垄断地位:据原国家经贸委的统计数据,2001 年全国医药工业企业利润为 176 亿元,全国医药商业企业利润额为 9.4 亿元。而同期全国医院药品差价收入额约为 504 亿元。即每 100 元药品利润中,医院占了 73.1%,工厂占了 25.5%,流通企业占了 1.4%[①]。显然,绝大多数药品经销的收益为医院所得。

第二节　医疗服务市场的价值

一、总产量曲线

医疗服务市场上存在大量的消费者和生产者,导致每一个生产者或消费者都是价格的接受者。由于资源的稀缺性,微观经济理论可以为医疗服务市场提供有价值的视角。为了简化对短期生产过程

---

① 王锦霞:《对药品招标、降价政策的思考与建议》,http://news.winshang.com/news-15560.html,2004 年 5 月 21 日。

的讨论,做以下五点假设:第一,假设医疗机构的产出是单一的医疗服务量 q;第二,假设只有两项医疗投入,医生劳动时间 t,资本的组合 c,可以把资本组合当做是所有类型资本的组合,包括各种医疗设备和房屋;第三,定义短期至少一项投入不能变动的期间,那么假设资本投入量不变;第四,假设医疗机构在激励机制下以最高的效率运行;第五,假设医疗机构拥有对医疗产品需求的充分信息。

医疗服务短期生产函数即为如何将各项投入结合并转化为产出,可用公式表达为 $q=f(t,c*)$。

它表明医疗服务的短期生产函数,表明医疗服务的水平是医生劳动时间和资本的各种不同组合的函数。每一水平的产出可以由医生劳动时间和资本的不同组合来完成,并假设每一可能的技术状态都能获得最大的产出量。

图 3-1 中的曲线描述了在其他投入变量不变的情况下,随医生劳动投入的变动而变动的总产出,表示为总产量曲线 TP。总产量曲线显示了产出在 0 至 t_1 时间段内以上升的速度增加,在 t_1 到 t_2 时间段内是以下降的速度增加,t_2 时间段后,产出开始下降。

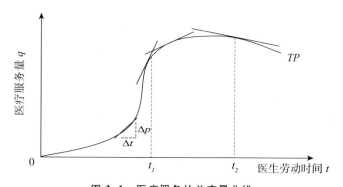

图 3-1 医疗服务的总产量曲线

当医生劳动投入时间开始增加时,初始即设定资本量为固定投入,充足的资本能够增加医生的就业,从而增加更多医疗服务量。同时,协同效应在开始时由于劳动者的专业化,医生作为一个团队在一起工作时会产出更多的产量。然而,生产过程中的物力限制(过少的医疗设备和不充分的医疗空间),额外增加的医生投入时间产出医疗服务的单位增量较少。极端情况是,当越来越多的医生涌入一个固定的医疗机构,医疗服务量很可能会由于拥挤的设备和不能预期的各种问题而开始下降。

二、边际与平均产量

除了总量曲线,还可以采用边际产量和平均产量曲线来阐明医疗服务生产过程的基本特征。边际产量即医疗服务量是与额外增加一个单位的医生劳动投入时间相联系的,即 $MP_t = \Delta q / \Delta t$,一个单位医生劳动时间的边际产量的大小显示了每增加一个单位医生劳动时间而增加的额外医疗服务的量。总产量曲线上每一点的切线代表这一单位医生劳动时间点的边际生产,因此可以通过分析总产量曲线上每一点的切线来决定每一增加的医生劳动时间下的边际产量。

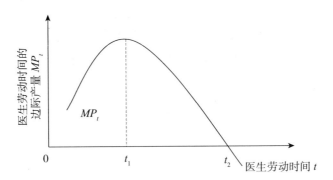

图 3-2　医疗服务的边际效应曲线

如图 3-2 所示,开始由于边际生产递增,MP_t 为正,在 0 至 t_1 范围内处于递增状态。由于边际递减生产规律,在 t_1 至 t_2 范围内边际产量仍为正但已经开始递减。在 t_2 点,边际产量为零,在该点后为负值。边际产量曲线表明每一增加的医生劳动时间对边际产量的贡献程度与前一个单位医生劳动时间的贡献程度并不一样,它是衡量每一单位医生劳动时间对医疗服务的贡献程度。

平均产量在衡量医疗服务生产中,平均产量等于产出总量被投入变量均分的水平,即 $AP_t = q/t$。平均产量衡量了每一小时内医疗服务的平均量。平均产量是总产出与总医生劳动时间之比,可以从原点与总产量曲线上每一点的连线,其斜率即代表平均产量。平均产量开始随医生劳动时间的增加而增加,后由于边际产品递减规律而递减。

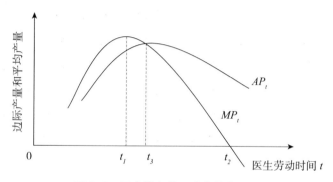

图 3-3 医疗服务的平均产量曲线图

在图 3-3 中直到 t_3 点,多雇佣一名医生总能产生多于团队平均的医疗服务量。在 t_3 点之前,每增加一个医生有助于提高团队平均产出水平;在 t_3 点之后,增加的医生导致的产出是低于团队平均水平的。t_1 和 t_3 两点代表边际产量或平均产量达到最大产量。当边际产量高于平均产量时,平均产量是递增的。当边际产量低于平均产量时,平均产量是递减的。当平均产量达到最大数值时,边际产量和平均产量相等。医疗服务机构往往倾向于达到某一个财政目标,在一般情况下恰当的生产范围为 t_3 和 t_2 之间。

▶ 延伸阅读

重庆药品交易所能够降低医疗费用么?

为了更进一步探索、深化医药卫生体制改革,重庆市药品交易所(以下简称重庆药交所)挂牌成立,历经一年多的酝酿,于 2010 年 12 月 29 日正式上线交易。重庆药交所对药品的定价权利由政府掌控,政府制定合理的入市价,并规定最终的交易价格必须低于入市价。从 2010 年成立到 2012 年,重庆药交所累计交易量 50 亿元,药品价格平均降幅 28%,最大降幅 80%,节约医药费用近 10 亿元。可以说,重庆药交所在药品价格控制方面取得了一定的成就。

然而,药品费用并不等于百姓看病所付出的全部。一方面,我们不能保证百姓一定能买到这些低价药;另一方面,药品费用只是医疗费用的一部分。因此,重庆药交所政策对人均医疗费用的影响还有待研究。医疗费用的影响因素,包括宏观经济变量、诱导需求与医院的规模等①。根据笔者的研究,在其他条件不变的情况下,增加医院、卫生院这类医疗机构的数量,是降低人均医疗费用最有效且最实际的方式;医院与卫生院床位数的增加,能够降低人均医疗支出,然而,这要在医疗机构增加的基础上才能更好地发挥作用,因为分散的医疗资源能够增加竞争;人均医疗费用会随着医生、助理医师数量的增加而增加;增加护士、护工以及其他医疗技术人员的数量,是降低人均医疗费用的另一个有效手段。

更进一步地,笔者认为,从制度层面而言,重庆药交所提供了一个药品议价的交易平台,医院可实现与药厂的直接交易,医药经营企业作为配送方仅承担物流配送任务,从而省去许多中间环节。从运行层面来看,药品价格动态调节机制也确保价格逐步向下并趋向合理水平。更深层次地说,重庆药交所政策是两大细分政策的有机组合:一是确定价格上限;二是作为第三方交易平台对买、卖、配送三方进行监督,具体包括会员制、药品交收管理、集中结算、诚信管理等。

---

① Murthy NRV, Ukpolo V. "Aggregate health care expenditure in the United States: evidence from cointegration tests" [J]. *Applied Economics*, Vol. 26, No. 8, 1994, pp. 797—802; Dp Barro. "The Effects of Cardiac Specialty Hospitals on the Cost and Quality of Medical Care" [J]. *Social Science Electronic Publishing*, Vol. 25, No. 4, 2006, pp. 702—721; 李军山:《我国医疗费用增长的影响因素与控制研究》, 南京, 南京航空航天大学 2009 年博士学位论文, 第 41—43 页。

重庆药交所政策的每一个细分政策,在全国范围内都不属于首创;其范畴仍属于药品招标采购制度,创新意义在于细分政策的组合式创新。笔者研究发现,在其他条件不变的情况下,重庆药交所降低了药价,但未必降低了人均医疗费用。医生收入中介作用的存在,使得重庆药交所并不能发挥自己的全部作用,仍然有部分医疗资源在这个过程中被浪费。

第三节   医疗服务市场的产品本质

合理界定医疗服务,需要对医疗服务的价值与载体进行划分。目前,由于社会公众的医疗服务需求具有多样化特征,医疗服务日益呈现产品更加细分的趋势,整个医疗服务市场的产品获得极大的丰富。此时,如何重新划分医疗服务核心产品及周边产品显得尤为重要。

首先,回归医疗服务的产品本质。区分哪些属于医疗服务的核心产品,哪些属于为医疗服务"服务"的周边产品。医生直接提供的诊疗服务等,体现医疗服务的价值,属于医疗服务的核心产品,而药品、器械、床位等,是医疗服务价值的承载形式,属于为医疗服务"服务"的周边产品。其次,在对医疗服务核心产品及周边产品分类的基础之上,政府应分离二者,并选择相适应的供给主体和供给方式。针对医疗服务的周边产品,政府可将其剥离,交由市场部门提供。例如,清洁、餐饮、消毒等非专业服务,可以通过全部外包的方式,由专门的服务机构提供;而药品、器械、挂号等非临床服务,可以通过签订租赁合同的方式,向具有资格的私营企业进行外部采购。针对医疗服务的核心产品,同样可以实现多元化供给。例如,实验室、血液透析、放射诊断等临床支持服务,以及部分专业临床服务和常规手术,都可以通过签订服务合同的方式,向私人部门采购。

社会医疗保险范围的再界定

社会医疗保险也就是通常说的基本医疗保险,它是指国家和社会根据一定的法律法规,为保障范围内的劳动者提供患病时基本医疗需求保障而建立的社会保险制度。按照层次分,我国的社会医疗保险由基本医疗保险和大额医疗救助、企业补充医疗保险和个人补充医疗保险三个层次构成;按照账户类型,包含统筹基金和个人账户两部分组成,具体报销范围根据不同的账户区别对待;根据学科归属不同,包括生理学基本医疗、经济学基本医疗和保险学基本医疗。

根据划分标准的不同,医疗保险的范围也就不同。例如,按照账户类型,统筹账户支付范围包括住院治疗的医疗费用;急诊抢救留观并收入住院治疗的,其住院前留观 7 日内的医疗费用;恶性肿瘤放射治疗和化学治疗等的门诊医疗费用等。个人账户支付范围包括门诊、急诊的医疗费用;到定点零售药店购药的费用;基本医疗保险统筹基金起付标准以下的医疗费用;超过基本医疗保险统筹基金起付标准,按照比例应当由个人负担的医疗费用。个人账户不足支付部分由本人自付。

但无论哪种界定方式,其出发点大都基于"需求侧"即患者的需要,而忽略了"供给侧"即医疗服务产品本身。即使经济学意义上的基本医疗,也是指"在自己经济能力允许的范围内,选择自己最希望、最迫切、最需要利用的服务,这时人们做出的选择就是经济学约束下的基本医疗。"然而,这种界定方式从观念层面加剧了需求者与支付者角色的分离。这在一定程度上造成了医疗服务对于社会而言是一种奢侈品的状况。

要想改变这种状况,需要从医疗服务产品本身的重新界定开始。笔者更愿意称之为"回归医疗服务产品本质"。这也是从"供给侧"的角度提出的范围界定。具体来说,医疗经过几千年,尤其是近百年的发展,对于某一种疾病的治疗方式和手段不下十种,尤其是对那些人类早已攻克的医疗难题。这些治疗方式和手段中,有的仅仅能够治愈,有的还能够减轻痛苦,有的能够减少后遗症或并发症,有的甚至能够提高人体的机能。对于这多种选择,那些仅仅能够治愈的治疗方式和手段应当优先进入医疗保险范围。当然,随着经济的发展、时代的进步,越来越多的功能会加入到保险范围中。

除此之外,医疗服务往往伴随着其他周边服务,如空调、餐饮等。这些服务的加入,更丰富了医疗服务的供给,也进一步混淆了医疗保险范围。因此,对医疗服务产品本质的界定是医疗保险范围界定的当务之急。

第四章　医疗服务市场的供求关系

在医疗服务市场中,来自完全竞争特性和微观经济学假设的偏差,并不能很好地利用完全竞争市场模型来分析医疗机构和市场的行为。比如:许多非营利性的医疗机构意味着卫生保健的提供者并不追求经济利益的最大化;医师执照对职业许可设置了一个障碍,使处于高薪地位的医生的竞争减少;对许多的医疗服务,消费者缺少有关价格和技术方面的完全信息。消费者缺少信息就会使医生有可能做出机会主义的事情。

但在现实世界中,医疗服务市场是一个适度竞争的市场,主要表现为其核心要素是竞争性的。更进一步说,医生收入或对医生的激励必须市场化。在医疗服务市场,建立在完全竞争理论基础上的供求模型是一个用来解释和预测市场价格水平和产出变化的有用工具,完全竞争条件下的产出可视作可评价的基点与其他医疗服务市场行为模型下的产出对比。

第一节　医疗服务需求

当患者需要急救治疗时,经济因素并不是一个重要的因素。但大多数患者在接受医院急救治疗和门诊时并不是生命都受到威胁,而是有充分的时间来权衡的。在这种情况下,医疗服务的价格水平就成为选择的重要因素。各种类型的医疗服务提供者和商业医疗保险组织的调查证实医疗服务需求中价格起着关键的作用。

医疗服务的特殊性造就了其复杂的医疗服务的供需关系。下面我们从经济学的角度来说明医疗服务的需求关系。医疗服务需求的影响因素主要源自医疗服务消费者的自费部分、时间成本、实际收入、个人偏好、个体特征、健康状况,医疗服务替代品的价格、互补品的价格,医疗服务质量以及各方面的相互作用。

一、医疗服务需求的经济学变量

（一）实际收入

任何实际收入的增加就意味着消费者购买能力的增加,从而引起医疗服务的增加。假设医疗服务是正常产品,消费者随着实际收入增加,至少把一部分增长的购买力用于购买更多的医师服务。在每个价格水平上,消费者有意愿和支付能力购买更多的医师服务,因此,当收入增加,医师服务的个体需求曲线从 d_0 向右移到 d_1,如图 4-1。

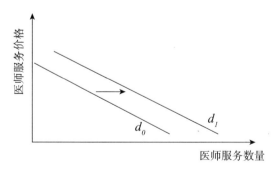

图 4-1 医师服务价格与数量变化情况

（二）互补性消费品和替代性消费品

对一种特定医疗服务的需求有时取决于其他类型的医疗服务的价格水平,如果当两种或更多种商品合起来消费时,可以看作是互补性消费品;如果是两种或者更多种产品具有相同的特征,对某种产品的需求数量与可替代产品的价格变化直接相关。如果两种产品是互补性消费品，那么交叉价格的弹性系数就是负数，也就是随着一种产品价格的提高，另一种相关产品的需求就会减少。如果两种产品是替代性消费，那么交叉价格的弹性系数就是正数，也就是随着一种产品价格的提高，另一种相关产品的需求也增加。

（三）时间成本

健康管理部门倾向于以年为单位来计算生命价值，而不愿意按一生来计算，它们的假定不无道理，即我们大家无论如何都会死，政府采取行动只可能稍稍推迟死亡时间，却不能完全避免死亡。最复杂的分析法是把获救生命的生活质量考虑在内，假定一个人疾病缠身或者丧失自理能力，他一年的生命价值要低于完全健康的人一年的生命价值。这样就创造出一个新的衡量标准：质量调整生命年，即QALY。

时间成本也影响医疗服务需求量。时间成本包括差旅费，包括就诊时的路上、候诊和推迟先前的合理预约等方面所花的时间。如果患者离就诊机构越远，候诊时间越长以及预约被延迟的时间越长，那么旅途成本就会增加。这说明随着时间成本的增加对医疗服务的需求量就会下降。

■ 延 伸 阅 读

为生命定价

生命值多少钱？很多人可能不假思索地说"无价"。但事实真的是这样么？我们一起来回想一下自己平常的一些举动。

如果你吸烟，那么我要告诉你，有资料显示，吸烟的人和不吸烟的人相比较，肺癌发病率增加10—50倍，冠心病发病率增加2—3

倍,慢性气管炎发病率增加 2—8 倍,口腔癌发病率增加 3 倍①。这些疾病的治疗成本以及因这些疾病而造成的寿命损失、收入损失及其他损失,这些成本与损失,连同吸烟的频率与致病率,可构建我们对于自己生命的定价模型。直白地说,我们吸烟的频率客观上为自己的生命定了价。

如果你开车,那么我要告诉你,根据美国的调查数据,司机在较短的上下班途中开快车,每节约 12.5 万小时就会有 1 人死于车祸②。这些可能的损失与我们的开车速度,同样可以构建定价模型。可以说,我们开车的速度客观上也为自己的生命定了价。

当然,我们不经意间做出的很多危害自身健康的行为,客观上都为自己的生命定了价。再比如暴饮暴食、不运动、熬夜等等。

现实中,"死亡赔偿金"是一个极具争议的为生命定价的具体尝试。我国《最高人民法院关于审理人身损害赔偿案件适用法律若干问题的解释》对死亡赔偿金采取定型化赔偿模式,即赔偿数额按照"受诉法院所在地上一年度城镇居民人均可支配收入或者农村居民人均纯收入"的客观标准以二十年固定赔偿年限计算。《道路交通事故处理办法》对死亡补偿金按照交通事故发生地平均生活费计算,而《国家赔偿法》对于死亡赔偿金则按照上年度职工年平均工资计算。而无论哪一种标准,都对个体进行了无差异的补偿,体现了公平的价值观念。然而,考虑到前面提到的"为自己的生命定价",这一补偿原则又体现了效率的成分。虽然一般人对这一补偿线没有概念,也不会以这条线来衡量自己的生命,然而它为人们从事某些特殊工种提供了一个参照标准。参照线仅对收入位于其下的人群有激励效果,而对参照线以上部分人群激励失效。

---

① 《吸烟害死人》,http://paper.people.com.cn/fcyym/html/2016-05/27/content_1683497.htm,2016 年 5 月 27 日。

② 〔美〕爱德华多·波特:《一切皆有价》,赵德亮译,北京:中信出版社 2011 年版,第 34 页。

此外,同样是为生命定价,不同人群对"生命"的理解不同。低收入人群对"生命"的定义更可能意味着"活着",而高收入人群对"生命"的定义更可能意味着"有意义"。笔者说"更可能"并不是贬低低收入人群,而在于强调高收入人群有更多的选择。比如,飙车给司机带来的危险对于没有车或租不起车的人没有意义。换句话说,只有有了车,飙车的危险才是真实的、有意义的,进而对生命定价的模型才能产生影响。

二、医疗服务需求的非经济学变量

(一)人口因素

人口状况包括人口密度、人口分布和人口年龄结构等情况,对医疗服务需求具有影响,从而影响卫生资源配置。人口密度大的地区,其一定服务半径内的服务人口较多,服务范围更大,且人口密度大的地区一般为中心城区,吸引人流量大,医院的服务效率高,卫生资源利用率也高。同时,不同年龄层面、性别构成对医疗服务的需求也会有所差别。一般来说,老年人的患病率高,其医疗服务利用量也大;由于女性有孕期、哺乳期等特殊需要,女性对医疗服务需要的时间跨度以及对门诊和住院的利用量要多于男性。

(二)社会经济因素

社会经济因素不仅可以直接影响居民健康状况,而且可以通过医疗服务间接地对居民的健康产生影响,不同的社会经济发展水平是造成不同国家或地区居民健康水平差异的一个重要原因。消费者收入越高,对医疗服务需求就越大;消费者自由支配性支出越高,对医疗服务需求就越少;就诊耗费在路途上的时间和候诊时间越长,对医疗服务需求就越少。可见随着社会经济及文化发展、生活水平提高,人们对医疗服务的需要量和利用量会有明显增加,并提出新的需求。我国城市居民几项主要的医疗服务需要量和利用量指标都高于农村居民,而农村居民对医疗服务的利用相对不足;经济较发达的东部沿海地区明显高于西部贫困地区。

（三）受教育程度

受教育程度对医疗服务需求存在着两方面的影响。一方面,受过较多教育的人,其预防保健和早期治疗的知识较多,对健康有更大的偏好,从而增加了对医疗服务的需求。另一方面,由于他们掌握了较多的预防保健知识,能有效地进行家庭医疗服务,从而减少了对医疗服务的需求。受教育较少的人,其预防保健和早期诊疗的知识较少,因此,对一般医疗服务的需求也较少,一旦有了健康问题则往往较严重,对卫生机构医疗服务的利用也会更多。

（四）医疗服务质量及设施

提高服务质量可以缩短医疗时间,提高治愈率,进而减少患者对医疗服务的需要和利用。积极开展预防保健服务的成效在短期内可能不会明显改变人群总的医疗服务需要量,但从长远的观点看,预防保健工作奏效了,疾病减少或消灭了,就势必会减少卫生服务需要量和利用量。在一个缺医少药的落后地区,居民获得的规范的医疗服务量势必也是很低的。

（五）医疗保障制度

医疗保障制度是一个重要的影响因素。享受不同程度医药费减免者在所利用的医疗卫生机构级别及其利用量方面存在明显不同,一般来说,享受公费、劳保医疗的国家职工医疗服务需求较高;而农村居民尤其是经济较落后地区的居民,以及自费医疗者,卫生服务需求较低。

（六）环境因素

特定的地理环境和气候条件可能导致某些地方病和季节性疾病的发生;自然灾害可能引起传染病的流行;居住条件、社会人群自我保健意识、社会人群的行为和生活方式,都对人群的健康有很大影响。

（七）婚姻状况

婚姻与家庭有配偶者对医疗服务的需求少于独身、寡鳏及离婚者，即使患病住院，有配偶者可以减少住院次数或缩短住院时间。有时家庭的护理照料可以代替一部分医院治疗，多人口家庭可以减少医疗服务需求，特别对缩短住院天数更为明显。除此之外，影响医疗服务需要与利用的因素还可包括生物学遗传、职业、社会地位、卫生政策、人口流动、交通便利程度、宗教信仰、风俗习惯、生活方式等众多因素。恰当运用多因素分析方法，将有助于从众多可能的影响因素中找出主要的影响因素，认识它们内在的多元性联系，从而改善医疗服务状况，优化卫生资源的配置。

■ 延 伸 阅 读

什么是"看病贵"？

"看病贵"虽然已是人尽皆知的社会问题，但概念比较模糊。从国内已有的研究来看，对"看病贵"的理解主要包括五种：一是单次门诊费用或住院费用较几年前明显提升；二是医疗费用上涨速度超过GDP；三是看病支出比例上升；四是病人主观认识；五是病人应就诊而因费用问题未就诊。

笔者认为，当前我国医疗服务市场的费用承担者包括两个层次：一是个人，二是整个国家。两个层次相互联系，又相互区别。整个国家层面的支出包括三部分：一是个人现金卫生支出；二是社会卫生支出；三是政府卫生支出。个人层面支出，主要是指个人现金卫生支出。然而，由于政府卫生支出和社会卫生支出，究其来源仍然是个人。

无论哪个层次，所谓"贵"，是因为价格中包含不合理的成分。笔者认为，因技术进步、医疗服务质量提升、条件改善等因素产生的供给多元化伴随的整体价格上涨,属于合理上涨的范围;而因人为制造稀缺、诱导需求等因素造成的价格上涨,才是真正的"看病贵"问题。

第二节　医疗服务供给

医疗服务供给的影响因素很多,既有经济因素,也有非经济因素。总的说来,一个国家或地区的医疗服务供给根本的决定因素是该国或地区的生产力发展水平以及经济条件,即以经济因素为主。若从市场的角度加以分析,其影响因素主要有如下几个方面。

一、医疗服务价格

医疗服务价格与医疗服务供给量呈正相关。当其他条件不变时,医疗服务的价格上升,供给量就相应上升;价格下降,医疗服务供给量则相应下降。价格与供给量这种特殊的关系被称为供给法则。

二、医疗服务目标

在经济学中,一般假定生产者的目标是利润最大化。在这个假定下,生产者供给量的多少往往取决于这些供给量能否给生产者带来最大利润。若生产者的目标并非利润最大化,而是产量最大或效用最大,将产生不同的供给水平。医疗服务供给者服务的目标不同,其医疗服务供给的项目、数量、质量和方式也可能不同。如果医疗服务供给者提供医疗服务的目标是利润最大化(比如营利性医疗机构),就会尽可能多地提供高利润的医疗服务项目,减少或不提供低利润、无利润甚至亏损的服务项目,导致高利润医疗服务项目供给的增加,而低利润、无利润、亏损的医疗服务项目供给减少。

如果医疗服务提供者以社会效益最大化为目标,如一些慈善基金开办的非营利性医院,他们将会尽量增加其医疗服务的供给量,而不在意是否有利可图;如果亏损,则由慈善基金或社会捐赠补充。如果医疗服务提供者以提高医疗服务质量为目标,比如非营利性医药研究机构,由于其主要创造和应用一些高新技术治疗手段,因此,可能会增加如肿瘤、癌症以及艾滋病等新型、高技术难度的医疗服务项目。

三、医疗服务成本

当一种物品的生产成本低于市场价格时,对于生产者来说,大量供给这种物品就会盈利;当生产成本高于价格时,生产者就会减少生产,而转向其他产品的生产或者可能停产。以追求利润最大化为目标的医疗服务提供者,当其他条件不变时,降低医疗服务成本就意味着其利润的增加,将会促进医疗服务供给的增加;若以社会效益最大化为目标的医疗服务提供者,降低医疗服务标准,则意味着在现有卫生资源总额不变的前提下,可增加医疗服务供给的数量或者质量。相反,医疗服务成本增加,医疗服务供给会相应减少。

四、医疗服务技术

新科学和新技术的运用会增加医疗服务供给的数量,同时也能改善医疗服务的供给质量。随着人类对疾病的认识和战胜能力的提高,医疗服务技术水平在不断完善,新的诊疗方法不断产生,这不仅有利于提高诊疗的准确率、提高服务质量,而且有利于发现或诊疗过去未能发现或无法诊疗的疾病。

五、医疗服务需求

医疗服务供给是以医疗服务需求为基础的。不同数量和质量的医疗服务需求,会引导不同数量和质量的医疗服务供给。医疗服务供给大于需求会导致卫生资源配置的浪费,医疗服务供给小于需求则会带来卫生资源配置的低效率,市场经济条件下的理性的医疗服务供给者会根据不同的需求水平调节供给量。

六、医疗服务机构的设置与布局

在卫生资源总量既定的情况下,医疗服务机构在区域间是否合理布局,将直接影响到地区间医疗服务供给的差异。我国目前医疗服务供不应求与供过于求并存,在城市特别是大城市存在着供给过剩现象,在广大的农村尤其是老、少、边、穷地区供给不足的情况很严重,贫困地区缺医少药状况突出。城乡医疗服务供给的不平衡也成为导致群众"看病难,看病贵"问题的一个重要原因。

■■ 延 伸 阅 读

医疗资源供给对医疗费用的影响

医疗资源供给对医疗费用的影响,主要讨论医生数量、床位数等对医疗费用的影响。笔者的研究表明,医疗资源供给增加,如医生数量增加,往往会使供给方诱导需求增加,从而使患者付出无谓的医药费;但床位数等供给的增加,却往往降低医疗费用。

从传统经济学的角度看,医生数量增加,伴随着医疗服务数量的增加,进而会促进竞争,使得医疗服务的价格下降,医疗费用得到有效控制。然而,现实中医疗服务的竞争属于非价格竞争,医生行业的高进入门槛,造就了医疗服务的竞争为服务竞争而非价格竞争,医生为了维持一定的收入水平,通过提升医疗服务的质量、改善享受医疗服务的条件等多种组合方式,具有实施诱导需求的动力和能力。医生与患者之间的不完备信息,使得医生具有更强的剩余控制权和剩余索取权,更有能力对患者实施价格歧视,更多地侵占消费者剩余。尤其是,对患者而言,由于社会和政府支出有着"花别人的钱为自己办事"的性质,于是,医生的诱导需求就缺乏控制费用的有效激励。因此,社会和政府对医疗服务市场的直接或间接供给并没有给患者带来高效的福利,部分资源流入诱导需求层面。

　　然而,并不是所有医务人员的增加都会增加医疗费用。护士数量的增加便会降低医疗费用。这与我国医护比例失调的现状密切相关。一方面,护士数量少,导致护理服务供不应求、价格上涨的同时,护理服务的质量也有所降低;另一方面,部分护理工作由医生承担,这部分护理服务的价格按照医生服务的水平定价,而医生服务的价格远远高于护理服务的价格,从而进一步提升了护理服务的价格。这两方面的共同作用,是推高医疗服务价格、抬高医疗费用的重要影响因素。因此,护士数量的增加,不仅意味着患者能享受更多更好更便宜的护理服务,而且意味着医生将更专注于医疗服务本身,患者也将享受更好的医疗服务。

　　此外,医生收入的增加会增加医疗费用。考虑到当前我国医生显性收入低于均衡价格,如果提高后的医生收入,仍然没有达到均衡价格或医生的预期水平,医生仍然具有实施诱导需求的动力和能力。在整个医疗服务市场中,医生收入是提升市场运行效率的最关键因素。只有按照市场配置的原则,将医生收入按照其顾客的收入分配状况进行合理定价,方能激活医疗服务市场中的各种生产要素,进一步提升医疗服务质量和条件,控制医疗服务费用。

　　此外,竞争作为影响价格的重要因素,在医疗服务市场上的作用不容小觑。美国的医疗市场竞争非常激烈。在 20 世纪 80 年代以前,可以称作"医武竞争"时代。各医院主要在医疗服务的质量上竞争,这是因为医疗保险的介入使得患者对价格并不敏感,因此医院竞相增加投资以吸引患者。不过,随着 HMO(Health Maintenance Organization,卫生维护组织)对卫生服务监管力度的不断加强,质量竞争逐渐转变为价格竞争。然而,两种竞争模式对医疗市场的影响并不相同。研究"医武竞争"的文章,结论多为这种质量竞争导致医疗服务价格上涨;而价格竞争则相反,导致医疗服务价格下降。

　　笔者的研究表明,医疗服务市场竞争会降低个人医疗费用和政府卫生支出,增加整个国家的卫生总费用,但是对社会支出的影响并不显著。一方面,医疗服务机构间的竞争能够在医疗服务市场的局部发挥控制医疗费用的作用,尤其对有费用控制激励的主体,如患者和政府。而由于社会作为支付者缺乏对医疗费用的控制激励,医疗机构间竞争导致的生产者剩余损失,就由社会承载。竞争因素对社会支出的影响并不显著,再次从侧面体现了医保支出利用效率不高的问题,这也客观上导致医疗服务竞争在整体上表现为服务竞争,在局部表现为价格竞争。因此,虽然医院竞争降低了个人和政府医疗支出,但由于医保及其伴随的逆向选择与道德风险问题,患者可能会将较多的钱花费在不必要的医疗服务上。另一方面,医疗服务机构间的竞争,对控制医疗费用的作用有限。医方对剩余控制权和剩余索取权的有效掌控,使得医方能够有效实施交叉补贴。即使社会作为支付者增加了控制费用的激励,医方仍然有能力通过改善医疗服务质量和条件维持一定水平的医疗费用。不过,由于竞争的结果最终表现为供给总量的增加和供给结构的多元化,这种形式的费用上涨属于合理范围内的上涨,是人类社会发展的必然趋势。

第三节 医疗服务市场的供求均衡

一、纵向看供给

（一）医疗机构与床位

《2014 年我国卫生和计划生育事业发展统计公报》数据显示(如表 4-1 所示),2014 年年末全国医疗卫生机构总数达 981432 个,比上年增加 7034 个。其中:医院 25860 个,基层医疗卫生机构 917335 个,专业公共卫生机构 35029 个。与上年比较,医院增加 1151 个,基层医疗卫生机构增加 1967 个,专业公共卫生机构增加 3874 个。

表 4-1 全国医疗卫生机构及床位数

	机构数/个		床位数/张	
	2014	**2013**	**2014**	**2013**
总计	981432	974398	6601214	6181891
医院	25860	24709	4961161	4578601
公立医院	13314	13396	4125715	3865385
民营医院	12546	11313	835446	713216
医院中:三级医院	1954	1787	1878267	1670000
二级医院	6850	6709	2053896	1952214
一级医院	7009	6473	387207	350272
基层医疗卫生机构	917335	915368	1381197	1349908
#社区卫生服务中心(站)	34238	33965	195913	194241
#政府办	18306	8488	138717	137143
乡镇卫生院	36902	37015	1167245	1136492
#政府办	36445	36593	1154837	1125098
村卫生室	645470	648619		
诊所(医务室)	188100	184050		
专业公共卫生机构	35029	31155	223033	214870
#疾病预防控制中心	3490	3516		
专科疾病防治机构	1242	1271	37618	38507
妇幼保健机构	3098	3144	184815	175476
卫生监督机构	2975	2967		
其他机构	3208	3166	35823	38512

注:#系其中数。

资料来源:《2014年我国卫生和计划生育事业发展统计公报》。

2014年年末全国医疗卫生机构床位660.1万张,其中:医院496.1万张,占75.2%;基层医疗卫生机构138.1万张,占20.9%。与上年比较,床位增加41.9万张,其中:医院床位增加38.3万张,基层医疗卫生机构床位增加3.1万张。每千人口医疗卫生机构床位数由2013年

4.55 张增加到 2014 年 4.84 张。

（二）卫生人员

《2014 年我国卫生和计划生育事业发展统计公报》数据显示（如表 4-2 所示）2014 年年末全国卫生人员总数达 1023.4 万人，比上年增加 44.4 万人，增长 4.5%。2014 年年末卫生人员总数中，卫生技术人员 759.0 万人，乡村医生和卫生员 105.8 万人，其他技术人员 38.0 万人，管理人员 45.1 万人，工勤技能人员 75.5 万人。卫生技术人员中，执业（助理）医师 289.3 万人，注册护士 300.4 万人。与上年比较，卫生技术人员增加 37.9 万人，增长 5.3%。

表 4-2　全国卫生人员数

	2014 年	2013 年
卫生人员总数/万人	1023.4	979.0
卫生技术人员	759.0	721.1
#执业（助理）医师	289.3	279.5
#执业医师	237.5	228.6
注册护士	300.4	278.3
药师（士）	41.0	39.6
技师（士）	40.7	38.8
乡村医生和卫生员	105.8	108.1
其他技术人员	38.0	36.0
管理人员	45.1	42.1
工勤技能人员	75.5	71.8
每千人口执业（助理）医师人数	2.12	2.06
每千人口注册护士人数	2.20	2.05
每万人口公共卫生人员人数	6.41	6.08

注：①卫生人员和卫生技术人员包括公务员中取得"卫生监督员证书"的人数。②#系其中数。

资料来源：《2014 年我国卫生和计划生育事业发展统计公报》。

二、纵向看需求

(一) 诊疗人次

《2014年我国卫生和计划生育事业发展统计公报》数据显示(如表4-3所示),2014年全国医疗卫生机构总诊疗人次达76亿人次,比上年增加2.9亿人次,同比增长4%。2014年居民到医疗卫生机构平均就诊5.6次。2014年总诊疗人次中,医院29.7亿人次,占39.1%;基层医疗卫生机构43.6亿人次,占57.4%;其他医疗机构2.7亿人次,占3.5%。与上年比较,医院诊疗人次增加2.3亿人次,基层医疗卫生机构诊疗人次增加0.4亿人次。2014年公立医院诊疗人次26.5亿人次,占医院总数的89.1%;民营医院3.3亿人次,占医院总数的10.9%。

表4-3 全国医疗服务工作量

	诊疗人次数/亿人次		入院人数/万人	
	2014	**2013**	**2014**	**2013**
医疗卫生机构合计	76.0	73.1	20441	19215
医院	29.7	27.4	15375	14007
公立医院	26.5	24.6	13415	12316
民营医院	3.3	2.9	1960	1692
医院中:三级医院	14.0	12.4	6291	5450
二级医院	11.5	10.9	7006	6621
一级医院	1.9	1.8	798	729
基层医疗卫生机构	43.6	43.2	4094	4301
其他机构	2.7	2.5	972	907
合计:非公医疗卫生机构	16.8	16.3	2035	1773

资料来源:《2014年我国卫生和计划生育事业发展统计公报》。

(二) 住院人次

2014年,全国医疗卫生机构入院人数20441万人,比上年增加

1226 万人,同比增长 6.4%,年住院率为 14.9%。其中,医院 15375 万人,占 75.2%;基层医疗卫生机构 4094 万人,占 20.0%;其他医疗机构 972 万人,占 4.8%。与上年比较,医院入院增加 1368 万人,基层医疗卫生机构入院减少 207 万人,其他医疗机构入院增加 65 万人。2014年,公立医院入院人数 13415 万人,占医院总数的 87.3%;民营医院 1960 万人,占医院总数的 12.7%。

三、横向看供需

另据 2015 年中国统计年鉴数据显示,剔除价格因素的影响,1978—2014 年间,我国卫生总费用增长超过 52 倍,居民个人现金卫生支出增长超过 82 倍;而同期卫生机构数仅增长了 4.78 倍,其中,医院数量增长了 1.78 倍;医疗卫生机构床位增长了 2.23 倍;卫生人员增长了 0.3 倍,其中,执业医师增长了 2.9 倍。可见,卫生费用的大幅上涨,并没有带来医疗资源的相应增长。人们日益增长的对医疗资源的需求与医疗资源供给不足的矛盾仍然突出。需求与供给之间的巨大反差,足以说明我国医疗卫生体制远远没有完成市场化,因此,我们应当关注的,不是医疗费用的快速上涨,而是在医疗费用快速上涨的过程中,供给为什么没有相应的增长。

▶ 延 伸 阅 读

医疗服务公平四项伦理原则

医疗体制改革本质上是社会公共财富的再分配,在伦理和法律上涉及社会公平与正义,改革重在顶层设计,而价值取向则事关改革成败。因此,"新医改"要实现医疗服务公平的价值追求,必须遵循一系列伦理原则。笔者综合罗尔斯、汤姆·比彻姆等人的观点,结合我国医疗体制改革实践,提出四项伦理原则。

一、充足原则

充足原则要求将增加医疗资源供给作为实现医疗服务公平的前

提条件和根本保障。这一原则主要适用于国家层面,因为对于国家来说医疗服务是奢侈品,而对于个人来说是必需品。① 充足原则一方面蕴含着充足主义的公平观②,揭示公平有其实现时序。坚持充足原则,就是要正视当前的历史条件,以某一特定的水平为基准,将该水平之下的群体作为公平所关注的人群。动员更多的资源进入医疗服务领域,从而增加医疗资源供给,最主要的目的就在于提升该基准水平。而该基准水平之上的部分,虽然存在不公平的诱致因素,但总体上引领了基准水平的发展趋势。充足原则另一方面还蕴含着功利主义的公平观。基准水平的确立,要求用有限的医疗资源尽可能地提高人口总体健康水平,同时兼顾弱势群体。随着医学的进步,人类对于生命的认识经历了从生命神圣论到生命质量论和生命价值论的发展。生命神圣论要求不惜一切代价地救治病人、延续生命,这样做的结果可能浪费了宝贵的医疗资源,而本应得到救治的人却没有得到救治。而生命质量论和生命价值论则认为,耗费大量的医疗资源挽救没有质量和价值的生命是不公正的,无法在道德上获得辩护。③ 因此,可将质量调整寿命(称 QALY 公式)作为评估治疗成本—效益的工具,比较不同群体之间的医疗成本与健康收益以及全社会的健康总增益④,进而实现生命质量与价值不断优化、提高的目的。

二、平等原则

平等原则意味着在基准水平之下,每个人都具有平等的道德价

---

① 俞炳匡:《医疗改革的经济学》,赵银华译,北京:中信出版社 2008 年版,第 108—109 页。

② 晋运锋:《弱势群体为什么那么重要?——兼论充足主义正义观》,载于《中国人民大学学报》2015 年第 2 期。

③ 张艳梅:《医疗资源分配成本效益分析的伦理学基础》,载于《长春工程学院学报》2014 年第 2 期。

④ 黄清华:《公共医疗卫生资源公平分配的伦理和法律问题——以英国 NHS 分配伦理和法律为参照》,载于《国外社会科学》2014 年第 2 期。

值,在道德上都应该得到平等的关心和尊重,都有平等的机会享受社会公共产品。平等获得医疗服务的原则,"要求每个有着相同类型和程度的健康需求的人,只要治疗对任何人都可获得,就必须给予接受同样适当治疗的机会。"①一个人的财富水平和社会地位不能成为其优先获得公共医疗资源的道德理由。医疗资源,尤其是基本医疗服务作为一种公共产品和稀缺资源,关乎我们每个人的生命质量和生活前景,必须以平等的方式被分配,绝不能因阶级、财富和权力的因素而有所差异。"应该排除那些非道德的偶然因素而平等对待每个人,如果由于道德上的任意的偶然因素导致了事实上的不平等,我们就应该进行再分配,这才符合道德平等的理念。"②

三、多元原则

多元原则是对罗尔斯差别原则的进一步发展。差别原则关注的是需求的多元化,要求在机会平等的同时,确保、改善或提高社会中状况较差群体的医疗服务需求。平等原则要求每个人都有与其他人受到同等的关心和尊重的权利,但这并不意味着每个人在资源和机会等价值的分配中应该获得相同的份额,因为"这一权利不是接受某些负担或利益的同等分配的权利,而是与其他人受到同等的关心和尊重的权利。"③这种说法与其说是对平等原则的补充,不如说是对平等原则一定程度的否定,它是在产权和交易费用不能清晰而完整界定条件下的一种解释。随着技术的发展和制度的完善,当前条件下,基于公平的正义分配仍然意味着针对自然和社会禀赋的不同而区别对待每个人,需要在资源的分配上实施某种"差别原则"和"再分配"措施,然而,这种差别既要体现在需求侧,又要体现在供给侧。

---

① 黄清华:《公共医疗卫生资源公平分配的伦理和法律问题——以英国 NHS 分配伦理和法律为参照》,载于《国外社会科学》2014 年第 2 期。

② 陈俊:《论公共医疗资源的分配正义》,载于《自然辩证法研究》2013 年第 12 期。

③ Ronald Dworkin, *Taking Rights Seriously*, Cambridge, Massachusetts: Harvard University Press, 1977, p.22.

比如说,按照差别原则,低收入者所支付的医疗费用应该比富人少,因为低收入者往往需要将收入的大部分用于满足衣食住行等基本生活需求,如果穷人和富人支付同样的医疗费用,则势必会使财富占有上的差距转化为医疗卫生资源占有上的不公平,最终导致公民享有健康权的不公平;但是,按照多元原则,不同的支付费用对应的应当是不同的产品。因此,要实现多元原则,就需要医疗服务产品的供给多元化,而供给多元化的本质是通过界定产权和交易费用重新定义和细分医疗服务产品。

当前条件下,可根据医疗服务质量、医疗服务条件、医疗费用的不同组合,针对同样一种疾病,重新定义或细分不同的诊疗服务。例如,在保证同样服务质量的条件下,公立医院提供补贴,但需要等待更长的时间;而私立医院不需要等待,但没有补贴。如此,不在乎成本而在乎时间的人将转向私立医院,节省下来的费用将进一步充实公共医疗服务,进而缩短等待时间并降低费用。此外,要实施多元原则,需要引入社会资本办医,同时大力推动医生的自由执业,这是增加医疗机构数量和增加医疗资源供给的前提条件,也是增加竞争的关键举措。

四、退出原则

沿着充足原则的路径,随着社会的进步,医疗服务对平等原则和多元原则的适用范围将发生变化。退出原则就是在保障平等原则的基础上,为多元原则适用范围的扩展创造条件。一方面,从方向上来说,公共部门内扩张带来的财政支出增加,给公共部门自身和纳税人都带来了较为沉重的负担。"简政放权"不仅是中国的趋势,也是世界的趋势。财政资金只有用在像"紧急救助"这样更需要的地方,公共部门存在的价值才能更大限度地体现。公共部门退出,并不是"无为",而是为更高、为公民更需要的价值而有所作为。为平等原则而存在的公共部门事务,会随着社会的发展演变为适用多元原则;多元原则的细分与创新,又会产生对公共部门新的需求。可以说,这既是公共部门职能退出的过程，又是公共部门价值提升的过程。另一方面，从路径上来说，退出原则要求对公民的属性进行分割，尤其突出公民的产品属性。

笔者无意贬低"公民"概念，将公民作为产品，目的恰恰是提升"公民"的内涵，这与提升公共部门的价值是一个问题的两个方面。多元原则适用范围的扩展过程，也是民营化的扩展过程。以阿里巴巴为代表的民营企业，正一步步地将业务扩展至公共服务领域，包括医疗、教育等。本文提出"阿里公民"的概念，以指代那些从公共服务机构转向私人服务机构的消费者。随着产权和交易费用的逐步清晰和完整，加之边际成本的快速下降，交叉补贴越来越容易实现，公共部门逐步具备了将"公民"作为产品推向市场的条件，进而将节省下来的费用投入到提升"公民"内涵和公共部门自身价值的领域。具体到医疗服务领域，就是将诸如挂号、移动医疗等服务交予市场运作，而将节省下来的费用投入到基准水平以下人群中，进而提升基准水平，实现整体健康水平、生命质量和价值的提升。

第五章　医疗服务市场的成本——效益分析

医疗卫生机构的成本不仅包括比较易于计算的显性成本,包括医务人员工资、用电账单、医疗耗材等精确可测量的成本,还包括隐性成本。隐性成本反映了使用医疗机构任何自身资源的机会成本。如果医生拥有自己独立的诊所的话,那么他或她的工作时间应该被看作隐性成本。作为一个经营者,其中医生收入不是获得的现付款,而是在扣除其他成本后的剩余部分。如果医生不能得到一个适当的回报率,则有可能会放弃这个地区以获得更好的回报率。

第一节　成本分析

(一) 短期成本分析

成本理论是建立在生产理论的基础上,继续假设只有两个投入变量医生劳动时间 t 和资本 k^*,在医疗服务产出的水平 q 不变的情况下,短期总成本 STC 为:

$$STC(q) = wt + rk^*,$$

其中 w 和 r 分别代表医生的计时工资和资本租赁的机会成本。假定投入变量的价格不变,那么一个医疗机构的独立购买行为对整个医疗服务市场的价格没有影响。医生工资乘以医生劳动时间等于总工资代表医疗服务市场产品的可变成本。可变成本对产出水平的变化起作用。资本的租赁价格和资本的数量代表总固定成本。显然,由于短期内资本总量是固定不变的,固定成本的组成部分对产出的变化不起作用。

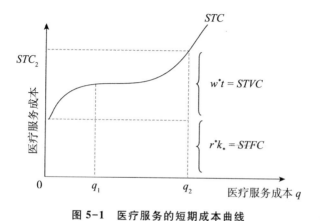

图 5-1 医疗服务的短期成本曲线

短期总成本 STC 等于短期可变成本 $STVC$ 和短期固定成本 $STFC$ 之和,STC 在 q_1 点之前是以下降的速度增加,然后以增加的速度递减,伴随着更多的产出。STC 在 q_1 点之后递增是由于边际生产力递减所造成的。

(二)长期成本分析

在医疗卫生机构的短期成本中,我们假设只有一个固定投入变量。固定投入导致了产品的递减以及 U 形的平均可变成本和总成本曲线。然而,在长期生产过程中,当医疗机构对未来有资源的需求时,所有的投入包括资本都是可变的。因此在长期生产过程中,当所有的变量都是可变之时,分析投入和成本之间的关系就非常重要。

所有的投入在长期生产过程中都是可变的(如图 5-2)。$SATC_1$、$SATC_2$、$SATC_3$ 代表大、中、小规模。在长期生产过程中决定采用何种大小的规模最具效率时,可从一系列的短期平均总成本曲线中得出一条长期平均总成本曲线。曲线反映了医生人数为 $n_1n_2n_3$ 的水平下生产每一单位医疗服务的平均总成本。$LATC$ 的 U 形是规模经济和不经济的体现。如果政策制定者了解不同大小的医疗单位之间的关系及短期平均总成本，他们就很容易地选择 $SATC$ 或医院的大小来使长期内每一医疗服务产出下的平均水平达到最小。

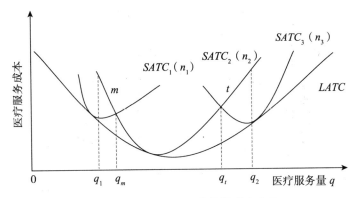

图 5-2　医疗服务市场的长期成本曲线

例如，在 0 到 q_m 的范围内，n_1 的规模导致了产出的成本比 n_2，n_3 水平下的成本都低，特别是产出为 q_1 水平时，$SATC_2$ 远远大于 $SATC_1$。因此，长期情况下，如果在 q_1 水平生产，管理者会选择 n_1 的规模大小。相同的，从 q_m 到 q_t 的范围内规模 n_2 与 $SATC_2$ 相联系，导致了在此范围内的平均成本低于 n_1，n_3 规模下的成本。在 q_t 水平之后，医疗服务的成本在 n_3 规模下使长期成本最低。

由图中可知，U 形的长期成本曲线先下降到最低点，最后又上升。短期成本曲线与长期成本曲线都有着相同的形状，但形成原因不同。短期成本曲线的形状是基于在某一点上边际生产力递减的规律。长期生产过程中，所有的投入都是可变的，因此 U 形的长期成本曲线的形成不是因为固定的投入，而是基于长期规模经济和规模不经济的原因。

规模经济是当医疗机构的劳务和资本扩大之后平均成本的下降。规模较大的医疗机构有能力使用更多更专业的设备，提供更专业的医疗服务。专业化可以使规模较大的医院以更低的单位成本生产出更多数量的产品。图中 *LATC* 曲线上斜率下降的部分就反映了规模经济。规模效应回报的增长产生于当所有投入的增长导致了更多产出的增加之时。例如,双重的投入导致了三倍的产出增加正是规模效益的表现。规模不经济产生于医疗机构的规模过于庞大的情况,规模不经济在图中 *LATC* 斜率上升的部分。

长期平均曲线的位置变化取决于所有投入的价格、病人病情的严重程度、质量(技术革新)等一系列因素。一旦这些条件发生改变,长期平均成本曲线的位置就会依据长期成本的上升或下降发生上下移动。例如:一项节约成本的技术会使长期成本增加而使长期平均成本曲线的位置下移,而医疗投入的长期价格的增长导致了长期平均成本曲线的上移。相反,一项提高成本的技术会使长期平均成本增加而使长期平均成本曲线的位置上移。高质量的医疗保健和收治病情更严重的病人也会使 *LATC* 曲线的位置上移。

第二节　效益分析

医疗效益即以最小的投入换取最大的产出。具体主要体现在以下两个方面:其一,筹集多少经济资源提供各种医疗服务以提高人群健康水平;其二,要在投入医疗卫生部门的经济资源比重既定的前提下看医疗卫生资源内部的配置是否达到了帕累托最优,即是否已经达到这样一种状态:无法重新配置资源使得在不损害至少一个人的医疗卫生福利的前提下,增加至少一个人的医疗卫生福利。

(一)医疗卫生产品的提供是否充足

医疗卫生产品的提供是否充足是讨论医疗卫生资源配置效率问题的起点。

整个社会的经济资源有多大比重配置到了医疗卫生部门是反映医疗卫生产品充足率的一个重要指标,而充足的经费则是各种形式的资源的货币表现形式。医疗卫生费用概括了一个国家或地区在一定时期用于健康促进的卫生经济资源的价值,常用的医疗卫生费用指标如人均医疗卫生费用、卫生费用占国内生产总值(GDP)的比例反映了该国或社区医疗卫生投入的强度,并且这些指标常与反映健康水平的指标相结合,用于国家或地区之间医疗卫生系统的效率比较。

(二) 资源配置效率是否达到了帕累托最优状态

衡量医疗卫生部门内部的资源配置效率也就是要看是否达到了帕累托最优状态。

医疗服务市场的帕累托最优属于局部帕累托最优,是在医生收入最大化前提下的医疗卫生福利最大化;而不是医疗卫生服务最大化下的医生收入最大化。医生掌握剩余控制权和剩余索取权,是医疗服务市场中的关键参与主体,对整个市场尤其是制度的延续和变迁起着决定性作用。能否有效激励医生,是能否激活医疗服务市场、提升市场效率的关键。

第三节　成本—效益分析背后的医疗公平

最有效率的经济运行可能会产生极大的社会不公正。因而,市场在配置资源时讲求效率,而政府在配置资源时更多地考虑公平。

(一) 何谓医疗卫生资源配置中的公平

医疗卫生资源配置中的公平意味着生存机会的分配应以需要为导向,人人机会均等。

首先,从经济学的角度看,满足所有人的需要和需求都是不可能的。在医疗卫生领域,不同的人和不同的人群之间,在医疗服务上存在着较大的差异。这种差异是由社会经济状况差异或医疗服务的覆盖范围造成的。

其次,分析医疗卫生资源配置的公平性有必要引入健康公平的概念。健康公平即指所有社会成员(不论其收入、社会地位、种族、年龄、性别)均有机会获得尽可能高的健康水平。对于健康公平的定义主要包含以下三个方面:一是健康状态的公平;二是可及性的公平;三是政府投入分配的公平。一般而言,收入水平越高,其健康状况就越好,而且支付能力也越强。因此,政府健康补贴应该向低收入人群倾斜,同时,可通过评价政府健康补贴在不同人群中的分配,判断其分配是否公平。

(二)医疗卫生资源配置公平的体现

医疗卫生资源配置的公平性主要体现在两个方面:

1. 医疗服务筹资的公平性

这里涉及一个重要的筹资原则,即社会成员按支付能力支付医疗服务费用。这个原则包括纵横两个方面的含义:横向公平,指具有同等支付能力的人不管其对医疗服务的实际利用量如何,对医疗服务应该有同样的支付额,还包括没有支付能力的不支付的情况。纵向公平,指具有不同支付能力的人对医疗服务应该有不同的支付额。支付能力强者应该多支付,支付能力弱者应该少支付。支付能力主要依据人们的收入水平来界定,另外西方经济学在考虑货币的效用时认为货币的边际效用随着收入水平的增加而递减。由此提出,每个人应该支付相等效用的货币。

2. 医疗服务提供的公平

这里涉及按需分配的原则,也有横向公平和纵向公平之分。横向公平是指具有等量医疗服务需要的人得到相同数量和质量的医疗服务。纵向公平是指具有不同卫生服务需要的人,所获得的医疗服务量不同,需要水平高的人得到较多的医疗服务。通常以医疗卫生资源地区分布的公平性与医疗卫生资源城乡分布的公平性反映医疗服务提供的公平性。如用每个地区每千人口所拥有的卫生技术人员数、床位数等指标来衡量。医疗服务提供的公平性的前提是要体现可及性原则,指每个社会成员都有机会和条件获得相应的医疗卫生的提供;其次,要体现需要原则,是指有同等医疗服务需要的人能获得同样的医疗服务的提供,有不同医疗服务需要的人能获得不同的医疗服务的提供。但是必须考虑到医疗卫生资源的实际提供能力,这又是与国家的经济实力紧密相连的。就我国目前的情况看,由国家提供医疗服务,只能满足社会成员最基本的医疗服务需要。

(三) 公平和效率的矛盾与统一

公平和效率被并称为福利经济学的两大基本准则。但是两者常常不可兼得。因而如何在公平和效率之间做出选择就成为福利经济学的根本问题。不同的经济学派对此有不同的理解。制度经济学派主张"平等优先"。在医疗问题上它们认为公平是问题的中心,不公平会导致人的基本权利的丧失,最易引起社会的不安定,社会应该不考虑效率而把不公平降到最低限度。而新自由经济学派和货币学派主张效率优先。在医疗问题上,它们认为效率是医疗问题的中心,应该消除政府管制,极力推崇市场的作用。

但实际上,二者也有一致之处,实现公平某种意义上是为了使资源配置更加有效率,而效率原则本身就包含了规则公平的含义。比如对公共卫生的投资不仅是公平的,也是高效的,因为其社会收益高于私人收益,可以提高全体人口的健康水平。第三种意见就是认为公平和效率是两个同等的目标,社会应该在二者之间进行折中。

第二部分

第六章　医疗服务市场的合约

第一节　薪酬合约与医生行为

薪酬合约即医生薪酬分配制度,是针对医院与医生之间关系的制度安排,本质是对医生生产力的度量,最终目的是减少交易费用。作为医生生产力的量度,需要选择不同的"量"来度量作价。薪酬合约有效性的衡量标准不是病人收益最大化,而是医生收益最大化。它是诊疗方案合理化的基础和前提,即"从药理学上来说诊疗方案应该是怎样的",同"保证医生一定收入的诊疗方案"之间差距越来越小。按照这一思路,可以将医生的薪酬合约分为以下四种形式。

一、按照时间计算工资

按照时间计算工资的薪酬合约,最常见的是医生基本工资。这一合约类型具有如下特点:

第一,选择时间度量作价,医院不用担心医生会在时间方面违背合约,但是医院可能需要监管医生的工作表现,这会产生一定的监管费用。

第二,尽管存在监管费用,时间度量仍然是医生收入的主要形式。这是因为时间度量费用低,概括的生产活动范围广,由此节省的费用高于增加的监管费用。

第三,时间作为一个委托的"量",并不能直接度量医生的生产力,因此时间工资难以自动进行调整。

二、按照数量计算工资

按照数量计算工资的薪酬合约,最常见的有处方、药品、器械、检查、化验等。这一合约类型具有如下特点:

第一,在计件合约下,医生重视产出数量,而不重视产出质量。对比现状,就是过度检查、开大处方的现象。此时,医院需要增加质量监管方面的费用。

第二,产出数量能够直接度量医生的生产力,工资调整比较容易。

第三,关于计件工资的特殊情形。医院或科室盈余分红和奖金本质上也是属于计件工资。在中国,手术费用有时候也可以看作计件合约,因为有些手术定价没有考虑它的风险或质量,而且这种合约是不合理的。

三、分成合约

分成合约常见的为手术费用医生分成。这一合约类型具有如下特点:

第一,分成部分来源于哪里。根据医院与医生之间的声誉机制,政府通过行政手段授予医院信誉,医院借助信誉招揽大批优秀的医生,这些医生声誉的集成,使医院的整体声誉超过了医生个人声誉的简单加总,超出部分就表现为利润。利润可以用作留存收益,也可以用来分成。

第二,手术费用还可能是分成合约。患者将手术费用交给医院,再由医院按照一定比例支付给医生。然而,这种合约形式并不合理:一方面,医院会侵蚀医生利益,破坏医生的剩余索取权和剩余控制权;另一方面,医院与医生之间的责任机制模糊化,医院代替医生承担了部分风险与责任。对比国外情况,手术费用一般分为医生收入和医疗设备固定租金两部分,患者直接将手术费用交给医生,由医生向医院支付租金,医院不为医生承担手术风险。

第三,分成合约也可直接度量医生的生产力。

四、小费

小费是一种补充性质的薪酬合约,常见的如红包。这一合约形式具有如下特点:

第一,在医疗服务领域,小费可能存在两种形式。一种是"竞投"小费,多在供不应求的情况下,价高者得;一种是自愿小费,可有可无,可多可少。

第二,小费出现,是由于医生人力资本的法定价格偏低。

第三,小费分为事前付费和事后付费两种。事前付是期望得到好的服务,事后付是判断服务质量如何。

一般来说,现实中的医生薪酬合约是上述四种合约的不同组合。无论哪种组合方式,医生的收入水平都与当地的收入分配状况息息相关。从供给侧的角度看,医生提供医疗服务才能获得其他服务,当地其他行业提供的服务是医生主张服务成本补偿或收入的源泉。在封闭的条件假设下,当地收入分配差距越大,医生采取的合约组合形式越灵活,医疗服务的水平差距也较大,医生的收入受高收入人群的影响也越大;相反,医生采取的合约组合形式越固定,医疗服务的水平差距越小,受整体收入的影响也就越大。

第二节 医院所有权、产品属性与医疗服务绩效

医院所有权与医疗服务绩效的关系是医疗服务领域的研究热点。许多学者①对医院产权与服务效率和公平性的研究显示,公立医院并不必然具有低效率,而私立医院也并不必然导致不公平;但是私立非营利医院在实践中的高效率与相对公平引起了学者的广泛关注。笔者认为,对医院所有权与医疗服务绩效之间关系的研究结论存在显著差异,因此需要新的视角对医疗服务绩效进行重新阐释。笔者在多年研究的基础上提出,医疗服务的产品属性是解释医疗服务绩效的更好视角。

一、医疗服务的分类与属性界定

如图 6-1 所示,从可竞争性(Contestability)、可度量性(Measurability)以及是否具有公共物品(Public Goods)属性三个维度,对医疗服务进行分类。例如,牙齿、护理、体检等具有较高竞争性、较低可度量性的私人产品,适合采用市场化的手段供给;政策制定、监控评价、公共健康等较低竞争性、较低可度量性的公共产品,需要由政府或非营利机构供给;临床干预、住院医疗等混合产品,需要采取多种供给方式相结合。通过对产品的类型划分,将有助于我们对医疗服务的产品属性进行细分,从而为需求者提供更多选择、为支付者提供更经

---

① L.Savage, S. Turner, T. Williams, " A Review of Missed AMI in Public Hospitals ", *Heart, Lung and Circulation*, Vol.20, No.S2, 2011, pp.S23;Tracy Lanier, Lynn Janssen, Sahskkia S.Saballos, "Hospital Characteristics in a State Requiring NHSN to Meet Mandates for Public Reporting of Healthcare-Associated Infections", *American Journal of Infection Control*, Vol.39, No.5, 2011, pp.E131—E132;Alexander S.Preker, April, Harding:《卫生服务提供体系创新——公立医院法人化》,李卫平等译,北京:中国人民大学出版社 2011 年版;Noor Hazilah Abd Manaf, "Inpatient satisfaction: an analysis of Malaysian public hospitals", *International Journal of Public Sector Management*, Vol.25, No.1, 2012, pp.6—16。

济的方案做好准备。

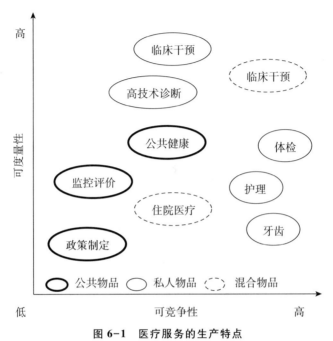

图6-1 医疗服务的生产特点

二、对医药服务的产权分析

笔者认为,在对医疗服务进行经济学意义上的产权界定的基础上,需要对医疗服务市场的产权类型进行划分。如表6-1所示,横轴包括物力资本产权、人力资本产权和社会资本产权,纵轴包括绝对产权和相对产权。可根据所有权配置的总原则对产权所包含的所有权、使用权、管理权和收益权等权利的控制和归属进行演化博弈分析。在博弈分析中,首先对与产权相关的利益主体进行清晰的界定;其次要确保权利的转让始终与收入最大化相一致,这是产权得以清晰界定的基础;再次,要根据医疗服务的特点,分析其应当拥有的产权分配观(市场分配观、道德分配观、权力分配观或其组合);最后,提出所有权分割的具体原则和方法,并设计反映所有权分割状况的指标体系。

表 6-1　产权类型划分

类　型	物力资本产权	人力资本产权	社会资本产权
绝对产权			
相对产权			

如图 6-2 所示,考虑医疗服务市场各个参与主体的剩余控制能力和剩余索取能力。图中曲线左上方表示目前剩余索取能力大于剩余控制能力的主体,包括政府、街道及保险方;曲线右下方表示目前剩余索取权不及剩余控制权的主体,包括医院、卫生中心、全科医生、保险方和公民。从逻辑上说,左上角的主体在转移右下角主体的部分利益。而由于医疗服务的特殊性,这些利益转移很容易以交易成本的形式进行转嫁,而形成新的市场均衡。因此,应通过制度设计,将各个主体的能力进行平衡,尽可能地使各个主体在曲线附近而非偏离甚至严重偏离。

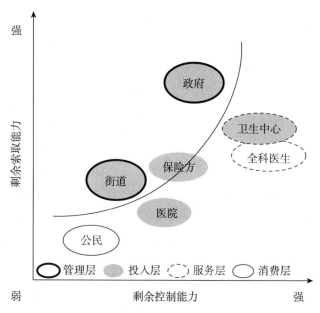

图 6-2　所有权分割理论与现状对比分析图

第三节　声誉机制与责任机制

医疗服务市场具有不完全信息、逆向选择、特殊的三方关系等特征，对声誉机制和责任机制有着特殊的要求。一般来说，医疗服务市场的声誉和责任的根本在于医生提供的服务，因此声誉机制和责任机制应以医生为核心建立起来。这主要基于两个方面的考虑。

（一）声誉机制和责任机制是医生收入的重要来源

在充分竞争市场上，利润实际上是声誉的价值。目前医生的收入虽然与医院的利润没有太大关系，但从长远来看却有着千丝万缕的联系。医生的收入从根本上来说，也是来自于"声誉"。没有声誉机制，医生的剩余控制权就会被削弱，相应的剩余索取权也就缺少了赖以存在的基础。此外，剩余索取权的主张还有赖于责任的界定。当前医疗服务仍然处于"经验医疗"阶段，误诊及手术失误的概率仍然较大，医疗服务过程中的风险无法完全规避。没有责任机制，风险作为一种产品的性质被忽略，其价值属性自然被分散，同时也为医患关系埋下了隐患。

（二）声誉机制和责任机制是医疗服务领域非价格竞争的具体体现

医疗服务的竞争属于非价格竞争。成为医生的过程是艰辛的，需要耗费大量的人力、物力、财力，加之医生所具有的信息优势，其面临竞争并不会一味选择降低价格，而是通过提供更好的服务，如减轻痛苦、短期治愈等，赚取更多的利润。此外，医生为了维护自身的声誉，可能会更加关注医疗服务的质量，而不只是成本；为了规避责任，可能会严格按照规定的操作流程。这些都为医生服务的价值提升创造了条件。

然而，当前医生赖以谋求高收入的两大重要因素——声誉和责任,难以由自身掌控。医疗服务由医生直接供给而非医院,因此声誉和责任必须依托具体的医疗服务。医院作为医生群体的一个非人格化的代表,承担了为医生谋求高收入、同时分散责任的角色;而医院管理层,通过掌握"渠道"获得了相较其他医生更高的收入。正是医生这些以减少自身收入租值耗散为目的的不规范行为,造成了医疗服务行业、药品行业不合理的资源配置①。因此,顺应新的历史发展潮流,尤其是"经验医疗"向"精准医疗"的转变、零边际成本社会和共享经济时代的到来,应扭转不合理的声誉机制和责任机制,提升医生在医疗服务供给中的主体地位,调动其维护声誉、承担责任的积极性,逐步提升医生在剩余索取权上的优先性,从而改善医生"减少人力资源使用""拓展人力资源使用"或者"转让人力资源使用"等不规范现象。

一、声誉机制

从本质上来说,声誉机制就是愿意为了长远利益而放弃眼前的诱惑,它是市场"隐形的眼睛"②,是解决信息不对称问题的有效机制。然而,声誉机制发挥作用是有前提的,即相关博弈是重复的。从这一点来说,目前政府正大力推进的家庭医生制度,正是变患者与医院的单次或有限次博弈为患者与医生的重复博弈,这将有效降低医生与患者之间的交易成本。

而从医院来说,声誉机制进一步增加了其存在的价值。作为一个行为主体,医院是声誉机制的有效载体:其一方面扩展了博弈的时间跨度,即将个人生命的有限性扩展为医院生命可能的无限性;另一方面提升了博弈的可信性,即将对个人行为难以监管或监管成本较高的状况转换为对医院行为监管成本较低的状况。

---

① 毛克宇:《医疗服务政府定价下医生行为的经济分析》,载于《西安电子科技大学学报》2009 年第 1 期。

② 张维迎:《经济学原理》,西安:西北大学出版社 2015 年版,第 344 页。

　　然而,目前我国的医疗服务市场本身并未自发形成医生或医院的声誉评价机制,患者只能根据医院的评级和规模来判断医院的水平,根据医生的职称和职务来判断医生的水平。因此,大医院、公立医院会吸引更多患者,职称和职务更高的医生也能够获得更多的选择和收入。更进一步的,当前我国公立医院或者大医院往往由政府授予信誉,这样原本应当由医生个体集合而成的集体声誉,因为行政干预而赋予医院侵蚀医生个体声誉的条件。

　　医生个体声誉被侵蚀,并不代表所有医生的收入都相应地减少。处于医院管理层地位或具有较高级别职称的医生,更接近利润分配中枢,最先和最有能力保障自身收入,这就在一定程度上造成了医生内部的分配不公平。换句话说,医生整体的收入水平偏低及结构的失衡,是以普通医生尤其是基层医生的低收入为代价的。加之医生编制数量的限制,制约了医生个体的自由选择,进一步放大了当前声誉机制带来的分配不公平。

二、责任机制

　　如前所述,医院提升了患者与医方之间博弈的可信性,将对个人行为难以监管或监管成本较高的状况转换为对医院行为监管成本较低的状况。进一步地说,对医院行为监管成本较低,即对医院所有者的行为监管成本较低。换句话说,医院的所有者本质上承担连带责任或严格责任;医院的其他个人如医生、护士等,承担的是过失责任①。

　　笔者认为,目前的医生编制制度,正是分散医生责任的重要因素。应探索医生更多选择、更加自由的人力资源管理制度,如多点执业、自由执业等,使医生自己为自己负责(当然也自己维护自己的声誉)。如此,一个新兴的医疗责任险的市场也将繁荣起来,进一步理

---

　　① 过失责任是指如果监管的人没有发现你的错误,你就没有责任;而严格责任是指如果你没有发现别人的错误,所有的错误都是你的,你就要承担所有的责任。

顺医患关系,让更加专业的机构、多元化的服务供给方式,为医生从事更专业的医疗服务创造条件。而这也是降低人均医疗费用的必经之路。否则,较大比例的非医疗服务将以医疗服务的价格水平定价,而这些非医疗服务往往要比医疗服务的价格为低。

三、政府的参与

政府参与医疗服务市场,解决信息不对称的问题主要有三种方式:一是设置准入门槛,如未经审批不得开办医疗机构、未通过相应考试不得从事医疗服务行业等;二是监管质量,如药品达不到质量标准不得在市场上销售、医生的职称评定等;三是信息披露,如院务公开、举证倒置等。医疗服务市场存在严重的信息不对称,政府管制也较多,而且不可否认,这些管制措施发挥了重要的作用。然而,从现实的个案来看,严格的政府管制也为利益集团的腐败制造了机会。

更进一步说,政府的参与应当关注底线公平①。维持适当的不平等是公平的内在要求。换句话说,公平是有条件的,医疗服务公平也一样,即应与经济社会发展水平相适应。有学者将公平的理念概括为三点:机会均等原则、按贡献分配原则和补偿原则。发达国家大致是先确立了机会均等原则和按贡献分配原则,最后才逐渐开始形成补偿的原则;而我国则是在接受机会均等原则和按贡献分配原则的同时,特别着重补偿原则。不可否认,在没有相应的政府作用,尤其是市场监管的前提下,将"效率优先,兼顾公平"的方针应用到医疗服务领域,其结果将是公平性下降的同时,效率未必提高。但目前对公平的过分强调,超越了经济社会发展水平,也客观上加剧了我国"看病贵,看病难"的两难处境。因此,政府参与医疗服务公平,应当建立在提高医疗资源配置效率导向性的基础之上。政府应当关注的,不是医疗费用的快速上涨,而是在医疗费用快速上涨的过程中,

---

① 吴忠民:《公平的实现时序》,载于《社会学研究》1999 年第 4 期。

供给为什么没有相应的增长。

以紧急救治服务为例。在当前经济社会条件下,紧急救治服务表现出典型的政府供给不足。在需要紧急救助时,我们可以从道德的高度要求医生讲求职业道德,但这一方面会加剧医生群体的职业倦怠,另一方面会造成紧急救助服务的低绩效运作,甚至供给消失。除非信息完全,否则任何个人都不能解决以上两个问题。因此,需要一个超越任何个人的组织来完成,在现实中表现为政府或非营利组织。由政府或非营利组织供给,不见得可以提高紧急救助服务本身的绩效,但可以有效降低围绕紧急救助所发生的交易费用。一方面,从供给主体来说,政府供给或非营利组织供给比私人供给更有效,虽然政府和私人同样难以分辨诸如被救治人的支付能力等信息,但政府和非营利组织具有超越个人利益的目标和更强的抗风险能力。另一方面,从供给方式来说,可以选择政府或非营利组织直接供给,即由公立医院或非营利医院直接提供救治服务;也可以选择政府购买服务,即不论是公立医院还是私立医院,只要提供紧急救治服务,政府就会支付相应费用。显然,政府购买服务的成本更低、效率更高,因为这种方式提供了更多的选择,并使选择变得更容易。

第四节　市场准入

医疗服务关系到个人健康和生命安全,甚至关系到社会公共安全,现代社会中各国政府对其服务提供的主体、服务提供场所、服务提供过程和服务质量及相关的活动都制定一定的标准,禁止未达到标准的普通主体提供医疗服务,仅把服务提供权给予达到标准的部分主体。这种对进入医疗服务市场的限制即为准入制度。我国医疗服务市场的准入制度主要包括投资准入、机构设置审批、医疗从业人员的执业许可、医疗设备和医疗技术的准入。

一、投资准入

在改革开放前,我国政府对医疗卫生机构的所有制性质限制非常严格,新中国刚成立时还允许私人开设少量诊所(见《医院诊所管理暂行条例》),后来实际上通过合作办医等集体化方式,消灭了所有具有私人性质的医疗机构。1979 年开始允许个体医生开业行医,随着改革的不断推进,逐渐放宽了对社会资本和外资投资办医的限制,直到 2010 年 11 月,国家五部委发布《进一步鼓励和引导社会资本举办医疗机构意见》基本上确立了目前对各类性质资本进入医疗服务业的规制制度。根据《意见》,目前,对国内社会资本进入医疗服务业已经与国有资本等同看待,在新增医疗机构上,还有优先考虑的待遇。对于外资进入医疗服务业,需要受到《外资企业法》《中外合资企业法》和《中外合作经营企业法》的制约。这些法规规定了外资进入的领域须在国务院(发改委)允许的项目范围之内,对合资的股权也分行业作了限制。2011 年,国家发改委调整了《外资产业投资指导目录》,把医疗机构由限制调整为允许类。2015 年,国家发改委再次将医疗机构由允许类调整为限制类;限于合资、合作。

根据《关于开展区域卫生规划工作的指导意见》,各地区首先要确定区域内千人口床位数、千人口医师数等主要医疗资源配置,遵循公平性、整体效益、可及性、公有制主导、中西医并重等原则进行医疗机构的合理布局及资源配置。按三级医疗预防保健网络和分级医疗的概念,一、二、三级医院的设置应层次清楚、结构合理、功能到位,建立适合国情的分级医疗和双向转诊体系总体框架。《规划》每五年修订一次,根据考核评价的情况和当地社会、经济、医疗需求、医疗资源、疾病等发展变化情况,对所定指标进行修订。区域卫生规划本质是一种计划方式的资源配置方法,它的实施给区域内医疗卫生机构的准入加了另外一层限制。

二、医疗设备和医疗技术的准入

医疗设备和技术的准入包括三个方面：一是医疗设备和技术本身的市场准入，即政府从安全性、有效性、适用性和经济性等方面评估这一类设备或技术是否适合于我国的临床医疗。二是使用这一类设备或技术的医疗机构和医师的准入。即评估医疗机构是否掌握了这项技术，是否配置了这项设备或技术所需要的人员和设施，是否建立了相应的技术和质量管理规范，只有具备足够的技术水平的医师，在满足要求的医疗机构，才被允许在临床中使用这类设备和技术。三是接受这种设备或技术的患者的准入，即在采用某些医疗技术手段时，医疗机构必须严格遵守相关适应症、禁忌症和伦理道德的规定。

三、医务人员从业准入

医生、药师、护士和医学检查技师的工作能力直接关系到患者的生命安全和公共安全，各国政府对进入这些岗位的人员进行严格的限制，禁止一般人员从事医疗卫生相关的工作，只允许通过国家相关执业资格认定的人员进入相应的岗位。我国的医务人员从业准入规制制度建设得比较早，1951年，国家就发布了《医师暂行条例》《中医师暂行条件》《牙医师暂行条例》和《医师、中医师、牙医师考试暂行办法》，开始对医生从业进行法律规制。然而，随着社会主义改造的进行，这些法规制度都被废除不用，完全以行业内的技术职称晋升考核代替。从20世纪50年代中期到90年代，对医师事实上已没有法律准入依据。1999年国家颁布《中华人民共和国执业医师法》，标志着医师准入重新回到法律规制的轨道上，加上1989年国家中医药管理局颁布的《中医师、士管理条例》，后来颁布的《护士条例》和《执业药师制度暂行规定》，我国基本上建立了比较全面的医务人员从业准入制度,但还存在以下不足。

1. 准入资质不统一

虽然医务人员从业准入已经走上法制轨道,但受疗服务领域已经没有差别,都是需要同样走发改委、工商和卫生行政机构的审批过程。在具体的新增医疗机构项目上,政府要对区域卫生规划、当地产业政策、当地城市建设和规划、对环境的影响、资源配置、土地的使用情况和安全等方面进行审核。

2. 由于现行准入规制还存在缺陷且与其他相关法律存在冲突,造成《执业医师法》存在执行上的困难

《执业医师法》规定,取得执业医师和执业助理医师资格的医生才能行医。然而,由于我国医学毕业生先分配再取资格的现实,使得医院中的大学本科毕业生、硕士生和博士生在还未取得执业资格的情况下,实际已开始从事临床医疗工作。再如,《劳动合同法》规定,企业或事业单位与新员工签订的劳动合同试用期不得超过 6 个月,而《执业医师法》规定,医学本科毕业生只在执业医师指导期满一年后,才能参加执业医师资格考试,使得医院难以选择与医学院毕业生签订多长时间的试用合同。

第五节 医患关系

医患关系是医务人员与病人在医疗过程中产生的特定医治关系,是医疗人际关系中的关键。著名医史学家西格里斯曾经说过:"每一个医学行动始终涉及两类当事人:医师和病员,或者更广泛地说,医学团体和社会,医学无非是这两群人之间多方面的关系。"

一、相关背景介绍

医患关系是医疗服务活动中客观形成的医患双方以及与双方利

益有密切关联的社会群体和个体之间的互动关系。"医"是指包括医生、护士、药检与管理等人员在内的医务人员群体,"患"是指包括患者或有直接或间接联系的亲属、监护人员以及其所在的工作部门、单位等群体。宋旭日等对湖南省岳阳市城区 10 家二甲以上医院 2010 年至 2013 年医疗纠纷情况进行统计。结果表明,岳阳市医疗纠纷数量呈逐年上升趋势,分别发生 58 起、68 起、81 起和 85 起。朱申涛对西宁市的医患关系进行调研,结果表明,医院事故处理不及时,解决程序不完善,医院与患者沟通不够等,易导致医患冲突。①

二、医患纠纷难题的本质

要理解医患纠纷难题,需要回答以下几个问题:

1. 医患纠纷难题的本质是医疗事故的赔付问题(责任界定问题)吗?

我们认为,医疗纠纷的本质是赔付问题(责任界定问题),是医疗责任险作为一个险种解决的问题;但医患纠纷难题不是,医患纠纷难题的本质,需要医疗责任险作为一个制度来解决。如果医疗责任险不能发挥作为制度的作用,其作为一个具体险种的作用也难以发挥。

2. 医患纠纷的主体,是医生与患者之间的纠纷,还是医院与患者之间的纠纷?

我们认为,其实更多的是医院与患者之间的纠纷,但医生作为具体的人(作为患者或其家属提出异议的理由),承载了这一纠纷。

医患纠纷难题的本质,是责任的不清晰、不完整。换句话说,就是产权的不清晰和不完整,是医生剩余控制权与剩余索取权的分离问题。

---

① 宋旭日、滕淑静:《岳阳市医疗纠纷调查报告》,载于《医学与哲学》2014 年第 9 期。朱申涛:《医患关系调研报告——以西宁市为例》,载于《商》2014 年第 3 期。

三、交强险与医责险的比较分析

交强险与医责险作为险种来比较,有其相似性。但作为制度,又有其本质的不同:交强险更多的是应对风险发生之后的事情,解决的是利益分配问题;而医疗责任险更多地调整风险发生之前的行为,解决的是资源供给(配置)的问题。

第七章　医疗服务市场的细分

第一节　医疗服务市场的分类

表 7-1 主要将医疗及相关市场分为垄断市场和自由市场。基本医疗服务市场由国家直接控制生产和销售,或由政府直接购买后免费向国民提供,属于垄断竞争市场。基本药品由政府组织生产和销售,实行产供销一条龙;基本医疗劳务实行政府购买,对其中的最基本医疗由国家免费向国民提供,并随着经济社会发展,国家逐步增加免费项目,从而有效解决医生诱导需求问题。基本保险市场中的强制性的城镇基本医疗保险和自愿性的新型农村合作医疗逐渐向城乡一体化的基本医疗保障制度过渡,形成统一的基本医疗保险垄断竞争市场。

表 7-1　医疗服务市场的细分

垄断市场	基本医疗服务市场	基本检查检验市场
		基本医用设备材料市场
		基本药品市场
		基本医疗劳务市场
		其他基本市场

垄断市场	基本医疗保险市场	城镇基本医疗保险
		新型农村合作医疗
自由市场	商业医疗保险市场	
	人力市场	医技人员市场
		护士市场
		医院管理者市场
		医生市场
	特需检查检验市场	其他特需市场
		特需医疗服务市场
		特需医用设备材料市场
		特需药品市场
		特需医疗劳务市场

特需检查检验市场和商业医疗保险市场以及人力市场属于完全竞争自由市场。特需的药品、检验检查、医疗服务和商业医疗保险，是向特需人群提供的，其中主要是富人患者。市场机制能够给医生有效的激励和监督，尤其是声誉机制的作用和商业保险方谈判力的增强，医生为了长期利益，会抑制和收敛诱导需求。

第二节　服务市场

一、从医患关系与道德风险说起

(一) 背景与文献回顾

"过度医疗"是我国医药卫生体制改革面临的难题之一。它不仅给整个社会造成了资源上的浪费，还给患者增加了身体上的和经济上的负担。因此，探究"过度医疗"形成的原因，以及探讨通过怎样的机制设计解决这一问题显得尤为重要。

国外对于"过度医疗"的研究大都基于医患博弈模型。模型假设患者的疾病存在两种可能的类型——严重或者不严重。医生通过诊断得到相应的患者信息，而患者自己无法察觉。医生会劝说患者使用价格昂贵的治疗方案，而患者选择在一定程度上拒绝医生的建议。类似于医疗方案这种即使在消费者痊愈之后依旧无法估计其价值（患者并不知道自己治愈之前的病情严重与否），只有销售方（专家）了解其价值的商品，被称为信任商品，这一概念最先由达比（Darby）以及卡尔尼（Karni）提出。①

从广义上来说，医生与患者之间的博弈关系研究属于合约理论的一种。合约理论的主要研究对象为雇主与代理之间的博弈，代理通过设计合约使得雇主在最大化自身收益的同时最大化代理的收益。在这一类问题中，迈尔森（Myerson）②的显示原理是几乎所有合约应用问题研究的主要方法。任何合约都可以被等价构造为一张引导雇主实话实说的合约。然而，在信任商品的研究中，拥有私人信息的是代理（医生），而广义的合约设计者为医院。因此，引导医生实话实说不一定最大化医院的收益。然而，若医生的策略为如实告诉患者病情并推荐适合患者的治疗方案，患者并没有动机拒绝医生的建议。因此，引导医生不欺骗患者是一个帕累托有效的结果。在本节的第四部分中，我们将探讨引导医生不欺骗患者是否对医院有利可图，进而判断医院的现有模式是否可以得到帕累托改进。

由于存在多种类型的信息不对称，研究雇主与代理模型的文献也从多个方面对这一问题进行了解答。马斯金（Maskin）和梯罗尔（Tirole）分别研究了雇主具有个人价值以及公共价值情境下的雇主代理模型，当代理拥有私人信息时，代理可以占据雇主更多的租金，

① Michael R. Darby, Edi Karni, "Free Competition and the Optimal Amount of Fraud", *Journal of Law and Economics*, Vol.16, No.1, 1973, pp.66—88.

② RB Myerson, "Incentive Compatibility and the Bargaining Problem", *Econometrica*, Vol. 47, No.1, 1979, pp.61—73.

均衡是帕累托有效的①。在本节第二部分的模型中,合约的制定由医院完成,医院规定医生一次诊断的时间,从而限定了医生服务可以提供的最大可能价值。医生在给定的合约中选择欺骗或者不欺骗患者,引导患者接受昂贵的治疗方案或合理的治疗方案。在这里,患者的实际病情种类可以看成是医生的类型空间,这种类型与医生本身的价值无关,而与患者的潜在损失相关。然而,由于医院本身的存在,我们得到的均衡并不一定帕累托有效。

研究医患关系的实质就是研究专家与顾客之间的关系,也就是研究信息不对称与道德风险之间的关系,相关领域的经典文献包括霍姆斯特龙(Holmstrom)②、罗杰森(Rogerson)③以及博德里(Beaudry)等④。其中埃蒙斯(Emons)系统地研究了市场机制对专家欺骗行为的矫正作用,他的结论表明,在很大程度上市场都可以解决专家的欺骗行为,只有在专家的诊断成本以及治疗成本都无法观测时才有可能存在欺骗行为⑤。他的结论与笔者大相径庭。笔者发现,在很大程度上医生都会选择欺骗患者,而患者都会选择接受欺骗。造成结论之间如此差距的原因是,在笔者的模型中,医生并不能确定价格,而只能选择固定价格的治疗方案,这与我国的实际情况是吻合的。

① Eric Maskin, Jean Tirole, "The Principal-Agent Relationship with an Informed Principal I: the Case of Private Values", *Econometrica*, Vol.58, No.2, 1990, pp.379—409; Eric Maskin, Jean Tirole, "The Principal-Agent Relationship with an Informed Principal II: Common Values", *Journal of Economic Theory*, Vol.68, No.2, 1992, pp.1—41.

② Bengt Holmstrom, "Moral Hazard and Observability", *The Bell Journal of Economics*, Vol.10, No.1, 1979, pp.74—91.

③ WP Rogerson, "Repeated Moral Hazard", *Econometrica*, Vol.53, No.1, 1985, pp.69—76.

④ Paul Beaudry, "Why an Informed Principal May Leave Rents to an Agent", *Review of Economics Studies*, Vol.35, No.4, 1994, pp.821—832.

⑤ Winand Emons, "Credence Goods and Fraudulent Experts", *The RAND Journal of Economics*, Vol.28, No.1, 1997, pp.107—119; Winand Emons, Credence Gwds Monopolists, University of Bern and CEPR, 1999.

在这样的情境下,患者通过医生推荐的治疗方案得到的信息量远低于患者通过医生确定的价格得到的信息量。因此,在笔者的模型中,患者接受欺骗的比例相对较高。

在另一个模型中,方玉辉(Yak-Fai-Fong)提出了医生选择性地欺骗看重医疗效果且较为富裕(相对成本低)的患者,医生的欺骗手段作为一种价格歧视,对患者的类型进行区分[①]。本节的模型,虽然只将患者分成疾病严重与不严重两种类型,但是笔者发现的三类均衡却分别对应着患者对于疾病严重与不严重的潜在损失估价。

刘庭(Ting Liu)将医生的种类给予区分,市场上存在自私的与利他主义的两类医生[②]。在本节中,虽然并没有区分医生的种类,但定义了弱道德风险以及理性就医弱偏好,并以此来刻画医生与患者的非策略性决策的选择。在不影响策略均衡的前提下,医生总是选择不欺骗患者,这也是对医生道德风险的一种折中处理。

在国内的研究中,杜创研究了诊疗费用对于医患博弈均衡的影响[③]。在杜创的模型中,患者需要经过检查、治疗两个环节,而本节的检查环节间接地体现在了患者的收益函数中。与其模型不同的是,本节主要考虑了医院可以通过改变医生收入机制,而不是外生价格机制来改变均衡。寇宗来同样通过一个博弈模型研究"看病难"与"看病贵"问题[④]。与之相似的是,在笔者的模型中就诊时间影响患者收益;不同的是,药品价格在本节的模型中属于外生变量,医生可以决定的只有建议患者使用哪种治疗方案。这在本质上与寇宗来的假设是一致的,但笔者的模型弱化了医生的职能,强化了医院的职

①　Yuk-fai Fong, "When Do Experts Cheat and Whom Do They Target", *The RAND Journal of Economics*, Vol.36, No.1, 2005, pp.113—130.

②　Ting Liu, "Credence Goods Markets with Conscientious and Selfish Experts", *International Economics Review*, Vol.52, No.1, 2011, pp.227—244.

③　杜创:《价格管制与过度医疗》,载于《世界经济》2013 年第 1 期。

④　寇宗来:《"以药养医"与"看病贵、看病难"》,载于《世界经济》2010 年第 1 期。

能,从而使得问题更加接近中国实情。黄涛和颜涛的结论与本节最为相似①,在他们的模型中,分离均衡以及混合均衡由对应疾病严重与不严重的先验分布比例决定;而在笔者的模型中,均衡还受到对应药物成本与价格的影响。对应地,本节也从另一个角度(激励型工资模式角度)提出了抑制过度医疗的可能手段。笔者对模型的讨论结构安排如下:第二部分详细介绍医生、患者、医院的策略以及收益情况;第三部分给出了一般意义的策略均衡,并分析了均衡参数对于均衡的影响;第四部分利用一个简单的机制,为医院提供了帕累托改进方案;第五部分是对模型讨论的结论。

(二)激励型工资模型

1. 患者的收益

考虑两类风险中性的患者:S 型患者疾病相对严重,N 型患者的疾病并不严重。S 型患者若得到有效的治疗并痊愈,最多可得到效益 b_S;N 型患者治愈后最多可得到效益 b_N,其中 $b_S > b_N$。针对不同患者,医生的成本分别为 c_S 和 c_N 的治疗方案,其中 $c_S > c_N$。只有成本 c_S 对应的治疗方案才可以治愈 S 型患者;而任何治疗方案都可以治愈 N 型患者。我们规定,即便有利可图,医生也不会建议 S 型患者接受 N 型治疗方案。我们假设 $0 < c_S < b_S$,$0 < c_N < b_N$,即患者接受与之对应的治疗方案是帕累托有效的。

市场给 c_S 以及 C_N 对应的治疗方案进行定价,分别为 P_S 与 P_N,其中:$P_S = vc_S$,$P_N = vc_N$,$v > 1$。由于药品价格外生,患者可以通过医生提供的诊疗价格判断出医生给出的诊疗方案;医生也不可能收取 S 型治疗方案的价格却只提供 N 型治疗方案。

医院规定医生为每位患者的诊断时间 $t \in (0,1]$,t 同时也代表了疾病治愈后的效益比例。因此,N 型患者在接受了 S 型治疗方案且该次诊断时长为 t 时,收益为 tb_N;扣除 S 型治疗方案的费用,患者的

① 黄涛、颜涛:《医疗信任商品的信号博弈分析》,载于《经济研究》2009 年第 8 期。

净收益为 $tb_N - vc_S$。

其他情形以此类推（N 型患者接受 N 型治疗方案且诊断时间长度为 t，净收益为 $tb_N - vc_N$；S 型患者接受 S 型治疗方案且诊断时间长度为 t，净收益为 $tb_S - vc_S$；由于 S 型患者只可以由 S 型治疗方案治愈，医生不会建议患者使用 N 型方案，因此患者可能的利得为上述三种情况以及放弃治疗后的 0 收益）。

2. 医生和医院收益

假设存在一个由 n 个无差异医生组成的医疗系统，医生的收入来源于三部分：

（1）医生的固定收入 F。这部分费用的支付者为政府，医院不承担这部分费用。

（2）患者就医的利润提成。患者接受 i 型治疗方案（$i \in \{N, S\}$），需要向医院支付 b_i 的医疗费用，医院获得净利润为 $b_i - c_i = (v-1)c_i$，在这部分的利润中，$h \in (0, (v-1)c_N)$ 会支付给医生，作为医生单次诊疗的激励费用，这也可以看作医生的出诊费，在我国可以理解为患者支付给医生的红包。若 $h < (v-1)c_N$，那么 $h < (v-1)c_S$，医院依然存在剩余利润。注意到不论 i 为 N 还是 S，h 都是固定的，这可以理解为患者私下支付给医生的费用，即药品的官方定价为 $p_i - h$。但是患者为了达到疗效在每一次接受治疗之后都会私下支付给医生 h 的费用，因此对于患者来说实际价格为 p_i（我们这样处理模型的目的是为了保证患者收益的线性化，从而简化模型的求解难度）。

（3）剩余利润的分红。因为剩余的利润会被医院获得再进行二次分配，因此 n 个医生中的任何一位成功诊断一次，都会使得每一位医生获得 $\dfrac{\alpha(p_i - h)}{n}$ 的收益。其中 $\alpha \in (0, 1)$ 为医生的利润分配比例，$(1-\alpha)(p_i - h)$ 的最终剩余利润由医院获得。综上所述，医生成功让患者接受 i 型治疗方案的单次收益为 $\dfrac{\alpha(p_i - h)}{n} + h$，而单位医生的其余部分浮动收入由其他医生的业绩共同决定。

医院通过规定单次诊断时间的长度 t 来最大化自身的收益,值得注意的是,单次诊断的时间不能过短使得 i 型患者在正确接受 i 型治疗方案时无利可图。因此我们规定 $tb_N \geqslant vc_N$, $tb_S \geqslant vc_S$。若 t 满足上述关系,我们称这样的诊断时间为有效的。医院的收益取决于患者以及医生的策略:若医生 $j \in \{1, 2, \ldots, n\}$ 以概率 1 建议 S 型患者接受 S 型治疗方案(医生不会建议 S 型患者接受 N 型治疗方案,因为患者接受 N 型治疗方案无法痊愈),以概率 $R_j \in [0, 1]$ 建议 N 型患者接受 N 型治疗方案,被建议用 S 型治疗方案的患者以概率 x 接受 S 型治疗方案,被建议用 N 型治疗方案的患者以概率 y 接受 N 型治疗方案,则医院单位时间期望净收益为

$$\frac{[P(\sum_{j=1}^{n} R_j) y(1-\alpha)(vc_N-h) + P(\sum_{j=1}^{n}(1-R_j)) x(1-\alpha)(vc_S-h) + n(1-P)x(1-\alpha)(vc_S-h)]}{t}$$

其中 P 代表了患者为 N 型患者的自然概率,$1-P$ 则是患者为 S 型患者的概率。我们假设该概率为公共认知,即患者在没有接受到任何信号之前都会认为自己有概率 P 是 N 型患者,概率 $1-P$ 为 S 型患者。表达式分子中三项分别代表了医生建议 N 型患者接受 N 型治疗方案、医生建议 N 型患者接受 S 型治疗方案以及医生建议 S 型患者接受 S 型治疗方案的医院期望净利润。在我们的模型中,一个隐含的假设为患者的供给是过量的,因此每一位医生的诊断治疗都是连续的,医院只需要最大化单位时间单位医生的剩余利润就可以达到最优。

3. 各主体的策略

在系统化了患者、医院以及医生的收益之后,我们接下来讨论医院、医生以及患者的策略集。在本节中,所有博弈的参与者信念的更新都遵循贝叶斯法则。患者为 N 型的概率为 P,为 S 型的概率为 $1-P$。这部分的信息作为患者与医生的公共信念,在医生诊断患者并给出治疗方案之后,患者根据医生给出的建议以及医生的策略更新自身

信念。患者的策略包含了针对所有医生给出的建议之后的可能应对,我们用$(x,y)\in[0,1]\times[0,1]$表示:x表示了患者接受 S 型治疗方案的概率,y表示患者接受 N 型治疗方案的概率。需要指出的是,若医生推荐患者采用 N 型治疗方案,根据前文的假设,患者必然属于 N 型患者,因此接受医生的建议是一个占优策略。不失一般性,我们规定$y=1$。同样的,我们用$(Y,R)\in[0,1]\times[0,1]$表示医生以概率Y推荐 S 型患者接受 S 型治疗方案,以概率R推荐 N 型患者接受 N 型治疗方案,根据本节假设$Y=1$。医院的策略则是选择有效诊断时间使得$t\in\{t:tb_N\}\cap\{t:tb_S\geqslant vc_C\}$。

综上所述,我们有下面的博弈:

第一步,市场给定价格参数h,v使得$h<(v-1)c_N$;

第二步,医院规定有效诊断时间$t\in\{t:tb_N\geqslant vc_N\}\cap\{t:tb_S\geqslant vc_S\}$;

第三步,n个医生同时制订策略,其中第j个医生的策略$(1,R_j)$,j医生以概率R_j建议 N 型患者接受 N 型治疗方案;

第四步,患者类型由自然概率$(P,1-P)$给出,医生诊断之后给出建议治疗方案;

第五步,患者根据医生给出的治疗方案更新自己的信念,选择接受或拒绝(或者以一定概率接受),若接受医生的治疗方案i,患者私下支付医生h的费用,剩余$(v-1)c_i-h$交予院方;

第六步,医院将所有医生获得的利润按照比例$\alpha\in(0,1)$平均支付给医生,剩余部分保留。

(三) 均衡分析

在开始具体分析之前,需要简单地讨论患者以及医生的策略。笔者规定患者具有就医的"偏好",而医生有选择不欺骗患者的"偏好"。由于本节研究的是策略型问题,患者如果一味地接受医生的建议,会导致医生改变策略。因此,本节强调的"偏好"是一种弱偏好:患者总是选择最大化自身收益的策略,并且在自身策略改变不影响医生策略的前提下,选择接受医生建议治疗方案概率最大的策略。我们称医生具有理性道德风险:医生总是选择最大化自身收益的策略,并且在自身策略改变不影响患者策略的前提下选择欺骗患者概率最小的策略。

上述定义的内在逻辑,就是患者与医生在不改变策略性收益的同时,最大化了社会福利。如果患者发现药品的价格与疾病潜在损失相当,患者选择就医就实现了低于药品价格的药品成本与疾病潜在损失的转换,从而实现了社会净盈余,在自身没有损失的前提下帮助医生与医院获得了收益。

由于本节的博弈属于序贯博弈,因此我们使用倒推法进行分析。在医院规定了有效诊疗时间 t 之后,患者与医生之间进行的只是简单的信号博弈。

首先,我们分析患者信念的更新。患者在医生没有给出诊疗方案之前的信念为$(P, 1-P)$,即认为疾病不严重的概率为 P,认为疾病严重的概率为 $1-P$。由于理性就医弱偏好,以及理性道德风险假设,患者总会接受 N 型治疗方案,这是因为只有在患者为 N 型患者时,医生才有可能建议 N 型治疗方案。根据贝叶斯法则,患者更新自己的信念,并认识到自己的实际类型为 N 型。由于医院规定的诊疗时间是有效时间,我们有:

$$tb_N - vc_N \geqslant 0$$

即接受治疗是一个占优策略,因此患者无条件接受 N 型治疗方案。

解决这个博弈问题的关键在于患者对于 S 型治疗方案的态度,若患者被要求接受 S 型治疗方案,患者首先需要做的就是更新自身信念。但是这里对于信念的更新需要做进一步的说明:患者自身信念的更新,跟医生在观察到患者类型为 N 时选择如实相告(推荐 N 型治疗方案)的概率 R_j 有关;但是,由于患者本身与医生相遇的随机性,即使患者遇到了以概率 R_j 推荐 N 型治疗方案的医生,患者也只

能用平均概率 $\dfrac{\sum\limits_{j=1}^{n} R_j}{n}$ 去更新自身信念。因此,当患者被要求接受 S 型

诊疗方案时,根据贝叶斯法则,患者更新自身信念为

$$\left(\frac{P\left(n-\sum\limits_{j=1}^{n} R_j\right)}{P\left(n-\sum\limits_{j=1}^{n} R_j\right)+n(1-P)}, \frac{n(1-P)}{P\left(n-\sum\limits_{j=1}^{n} R_j\right)+n(1-P)} \right)$$

即患者认为自身为 N 型患者的概率为 $\dfrac{P\left(n-\sum\limits_{j=1}^{n} R_j\right)}{P\left(n-\sum\limits_{j=1}^{n} R_j\right)+n(1-P)}$,而患者

认为自己是 S 型患者的概率为 $\dfrac{n(1-P)}{P\left(n-\sum\limits_{j=1}^{n} R_j\right)+n(1-P)}$,我们分别用 Q_N,

Q_S 来表示上述贝叶斯更新过后的患者概率认知。若此时患者接受 S
型治疗方案,其收益为 $Q_N t b_N + Q_S t b_S$;需要支付 S 型治疗方案的费用
vc_S,因此患者的净收益为 $Q_N t b_N + Q_S t b_S - vc_S$。

　　由于患者拒绝接受治疗的收益为 0,因此只有当 $Q_N t b_N + Q_S t b_S - vc_S \geqslant 0$ 时,患者才会接受 S 型治疗方案。

　　由于患者无条件接受 N 型治疗方案,以概率 x 接受 S 型治疗方案,所有患者都有相同的先验概率,单个医生推荐 N 型治疗方案给自身带来的期望浮动收益为

$$\frac{\alpha(vc_N - h)}{n} + h$$

而推荐 S 型治疗方案存在被患者拒绝的风险,因此期望浮动收益为

$$x\left[\frac{\alpha(vc_S - h)}{n} + h\right]$$

当 $x\left[\dfrac{\alpha(vc_S - h)}{n} + h\right] > \dfrac{\alpha(vc_N - h)}{n} + h$,医生选择永远推荐 S 型治疗

方案;

当 $\dfrac{\alpha(vc_N - h)}{n} + h > x\left[\dfrac{\alpha(vc_S - h)}{n} + h\right]$,医生对 N 型患者推荐 N 型治

疗方案；

当 $\dfrac{\alpha(vc_N-h)}{n}+h=x\left[\dfrac{\alpha(vc_S-h)}{n}+h\right]$ 时，医生选择任意概率如实相

告都是无差别的。

值得指出的是，在一般混合均衡下，由于博弈双方或者一方采取了混合策略，这表明混合策略方对于自身策略并没有偏好，特定的混合比例只是为了使得对方做出对应的策略。因此，对于模型的分析，只需要在极端情况（医生永远欺骗或者患者永远接受欺骗等）之外，考察医生或者患者策略无差别的情形，即可覆盖所有可能出现的均衡点。医院只需要对比在不同的规定诊断时间下，患者及医院策略均衡时的单位时间期望收益。均衡的唯一性是保证医院可以选出最优时间的保证，这也是我们规定理性就医弱偏好以及理性道德风险的考量之一，我们有下面的定理：

定理 1 在患者都具有理性就医弱偏好、医生都具有理性道德风险的假设下：

（1）若 $\dfrac{c_S}{c_N}\geqslant\dfrac{b_S}{b_N}$，博弈存在唯一完美贝叶斯均衡。在均衡下，医院

选择就诊时间 $t=\dfrac{vc_S}{b_NP+b_S(1-P)}$，所有医生都选择只推荐 S 型治疗方

案的策略，患者以概率 1 接受 S 型治疗方案。

（2）若 $P+(1-P)\dfrac{b_S}{b_N}\geqslant\dfrac{c_S}{c_N}$，博弈存在唯一完美贝叶斯均衡。在均

衡下，医院选择就诊时间 $t=\dfrac{vc_N}{b_N}$，所有医生都选择只推荐 S 型治疗方

案的策略，患者以概率 1 接受 S 型治疗方案。

（3）若 $\dfrac{b_S}{b_N}\geqslant\dfrac{c_S}{c_N}\geqslant P+(1-P)\dfrac{b_S}{b_N}$，博弈存在完美贝叶斯。

① 若 $\lambda>1$，博弈存在唯一子博弈完美均衡，在均衡下，医院选择就

诊时间 $t = \dfrac{vc_N}{b_N}$，医生 j 以概率 R_j 推荐 N 型患者采用 N 型治疗方案并满

足 $\dfrac{1}{n}\sum_{j=1}^{n} R_j = \dfrac{c_s b_N - c_N [\,b_N P + (1-P)\,b_s\,]}{(c_s - c_N)\,b_N P}$，患者以概率 $\dfrac{nh + \alpha(v-1)\,c_N}{nh + \alpha(v-1)\,c_s}$ 接受 S

型治疗方案，以概率 1 接受 N 型治疗方案。

② 若 $\lambda < 1$，博弈存在唯一子博弈完美均衡，在均衡下，医院选择

就诊时间 $t = \dfrac{vc_s}{b_N P + b_s(1-P)}$，所有医生都选择只推荐 S 型治疗方案的

策略，患者以概率 1 接受 S 型治疗方案。

③ 若 $\lambda = 1$，上述两个子博弈完美均衡均可能成立。

其中：

$$\lambda = \frac{\{c_s b_N - c_N [\,b_N P + b_s(1-P)\,]\}\,c_s\,[\,(v-1)\,c_N - h\,]}{c_N(c_s - c_N)\,[\,(v-1)\,c_s - h\,]\,[\,b_N P + b_s(1-P)\,]} +$$

$$\frac{c_s(b_s - b_N)(1-P)}{(c_s - c_N)\,[\,b_N P + b_s(1-P)\,]}\,\frac{nh + \alpha(v-1)\,c_N}{nh + \alpha(v-1)\,c_s}$$

代表了两种策略下医院的单位时间单位医生收益比。特别的，$h = 0, \lambda < 1$。

由定理 1 可知，医院在给出了有关服务时间 t 的规定后，患者与医生之间的博弈结果直接影响了医院的收益。在均衡下，患者的策略反映了医生的动机，患者使用混合策略，使得医生对于欺骗患者与如实相告无差别。因此，患者的混合策略概率，是不受医院规定的诊疗时间影响的。同时，患者若使用纯策略，医院也没有办法稍微改变 t 去影响患者的决策从而增加收益。因此，若要改变患者决策对医院收入的影响，医院必须通过诊断时间 t 去改变最终的策略模式，即将患者的策略由混合策略变成纯策略，或者由纯策略变成混合策略。在医生使用混合策略时，诊疗时间影响医生欺骗的概率，但是经过计算，我们发现医院降低诊断时间依旧可以增加净收益。因此，在不改变子博弈的均衡模式的前提下，医院总是有动机降低医生的诊疗时间，使得利润最大化。这也是定理 1 中医院的诊疗时间总是相应约

束条件下能够做到的减少诊疗时间的极限。

我们发现 $\dfrac{c_S}{b_S}$ 与 $\dfrac{c_N}{b_N}$ 之间的大小关系对最终子博弈完美均衡下的三方策略有很大的影响:

均衡(1)成立的条件 $\dfrac{c_S}{c_N} \geqslant \dfrac{b_S}{b_N}$ 意味着 S 型患者的潜在损失相对于 N 型患者来说并没有太大,同时也就意味着 N 型患者并不愿意接受欺骗。在这种情境下,医院有两种选择。一种是增加诊断时间使得患者始终接受 S 型治疗,这类似于"雇主"与"代理"模型中的"次最优价格",医院基于先验概率完全侵占患者的租金。另一种方案是完全侵占 S 型患者的租金,N 型患者的租金并不能完全被医院侵占。此时医生只能选择如实相告,否则 S 型医疗方案会被完全拒绝。注意到此时 N 型患者的潜在租金相对较高,因此"次最优价格"比完全侵占 S 型患者的租金更有效。在这个均衡下,医生完全欺骗,患者完全接受。

均衡(2)成立的条件 $P+(1-P)\dfrac{b_S}{b_N} \geqslant \dfrac{c_S}{c_N}$ 意味着 S 型患者的潜在损失远超过 N 型患者的潜在损失,此时给定先验概率,只要医院给定的诊断时间满足有效性,患者都会接受 S 型治疗方案。因此,医院在完全侵占 N 型患者的租金的同时,还诱导了所有类型的患者接受 S 型的治疗方案。

在均衡(3)中,依据我们对于(1)的分析可以发现,医院在完全侵占 N 型患者的租金以及"次最优价格"之间并没有严格的偏好,需要依据两种均衡可以给医院提供的利润大小关系,医院通过制定不同的诊断时间,引导不同的均衡。

定理 1 的最后一部分给出了在均衡(3)中"次最优价格"占优的一个特例。由于医生在一次成功销售诊断方案之后存在一笔固定的收入,这使得医生对于 S 型方案的偏好降低,与之对应的患者需要更大的接受 S 型治疗方案的概率才能使得医生对于说谎以及告诉患者实情没有偏好。因此,一旦固定费用降为 0,医院就会在混合策略下损失一部分患者接受 S 型治疗的概率,此时消除了患者混合策略的"次最优价格"严格占优。

从定理 1 中我们不难发现,不仅是接受治疗方案之后支付给医生的固定费用,其他参数也影响着均衡,我们有下面的推论。

推论 2 (1)当医院医生总人数 $n \rightarrow +\infty$ 时,患者接受 S 型治疗方案的概率等于 1 或者趋向于 1, $\exists M>0$ 使得当 $n \in [M, +\infty)$ 时 $\lambda>1$;

(2)当 $\alpha \downarrow 0$ 时,患者接受 S 型方案的概率等于 1 或者趋向于 1; $\exists \theta>0$ 使得当 $\alpha \in [0, \theta)$ 时 $\lambda>1$;

(3)当 $P \uparrow 1$ 时,均衡(2)以概率 1 不存在, $\exists \delta>0$ 使得当 $P \in [1, 1-\delta)$ 时 $\lambda<1$;

(4) $\exists \eta>0>0$ 使得当 $h \in ((v-1)c_N - \eta, (v-1)c_N]$ 时 $\lambda<1$, $\exists \rho>0$ 使得当 $h \in [0, \rho)$ 时 $\lambda<1$。

推论(1)的重要性在于强调了医院规模的重要性,其内在逻辑为:对于大医院来说,医生策略对于整个医院的期望策略贡献非常低,患者对于医生的影响非常小;而医生的整体行为对于患者的诱导作用非常大,当医院的规模越大,患者越愿意接受 S 型治疗方案。然而我们发现当医院规模很大的时候,医院在均衡(3)中却有着引导患者采用混合策略的动机,这与上面的分析并不矛盾。因为患者在采用混合策略时,已经有很强的接受 S 型医疗方案的倾向,而且其概率趋向于 1。医院在了解到患者的行为之后并不需要引导所有患者接受"次最优价格",相反的,医院只需要让诊断时间最少并且以一定概率欺骗患者,患者接受 S 型治疗的高概率直接提升了医院的收入。因此,推论(1)表明了医院规模使得均衡趋向于稳定,医生以固定概率欺骗,而患者以趋向于 1 的概率接受欺骗,对比医生完全欺骗患者的情境,医院的规模化有利于在特定情境下 $\left(\dfrac{b_S}{b_N} \geq \dfrac{c_S}{c_N} \geq P+(1-P)\dfrac{b_S}{b_N} \right)$ 引导患者尽可能的就医。

推论(2)的内在逻辑与(1)类似,医生都没有强烈的劝说患者接受 S 型治疗方案的动机,因此在均衡(3)中患者与医生都倾向于使用混合策略而不是完全欺骗与完全接受的纯策略。

推论(3)描述了当患者属于 N 型的概率趋向于 1 时的情形。值得注意的是,此时医院几乎只能使用"次最优价格"的策略,而无法使得诊疗时间在对应的均衡达到下确界。观察时间 $t = \dfrac{vc_S}{b_N P + b_S (1-P)}$ 的表达式,若 $\dfrac{vc_S}{b_N}$ 较大,即 N 型患者的潜在损失相对于 S 型治疗方案的价格较小,那么医院需要规定很长的诊疗时间来侵占患者的租金。

推论(4)是对定理 1 中最后一部分的补充。支付给医生的固定费用,可以用作杜绝医生欺骗患者的有效手段。当 h 趋向于 0 的时候,混合均衡不存在;然而当 h 很大,即医生单次诊断成功可以拿到较多的私人馈赠,这近乎完全侵占了医院对于 N 型患者的利润,医生欺骗患者的动机非常小。然而,由于混合均衡中,一旦医生如实相告,医院便无利可图,因此,医院尽可能地避免这种情况发生,用"次最优价格"引导医生完全欺骗患者的策略严格占优。

综合推论 2 的所有结论,我们发现,混合均衡存在的条件很大程度上与患者接受 S 型治疗的概率趋向于 1 紧密相连。从逻辑上来说,只有患者愿意以大概率接受 S 型治疗方案,医院才会允许这样的均衡存在。因此,以医院规定诊断时间为主导的均衡,社会福利损失严重。在接下来的部分,本节将通过建立外部机制解决这一问题。

(四)机制设计

在这一部分中,我们忽略定理 1 均衡(3)中①的情境,即仅仅考虑医生总是推荐 S 型治疗方案、患者完全接受的情境。由于在大多数情况下,只存在混合均衡,这样的忽略是可以接受的。

考虑 $\alpha \in (0,1)$,在之前的模型中,我们一直将其看成是固定的,即无论医生成功推荐 N 型治疗方案还是 S 型治疗方案,医院都按照固定比例给予医生分红。由于推荐 S 型方案得到的分红要大于推荐 N 型方案的分红,医生有推荐 S 型治疗方案的动机。但是,如果医院可以选择不同的 α,即 α_S 与 α_N,分别表示了患者在接受 S 型治疗方案以及 N 型治疗方案之后医生得到的分红,只要我们有个人动机条件:

$$\alpha_S\left[(v-1)c_S-h\right] \leq \alpha_N\left[(v-1)c_N-h\right]$$

即医生成功推销出一套 S 型治疗方案的收益小于等于成功推销出一套 N 型治疗方案的收益,医生便没有动机欺骗患者。注意到 $\alpha_N>\alpha_S$,当不等式严格成立的时候,医院可以降低 α_N 使得等式成立并且获得更多的利润,因此个人动机条件可以修改为:

$$c_N-\frac{\alpha_S(c_S-c_N)}{\alpha_N-\alpha_S}=\frac{h}{v-1}$$

由于我们在第三部分的弱道德风险假设,医生永远告诉患者其真实类型,而患者永远选择接受医生推荐的治疗方案。然而,问题的关键在于,医院有没有动机去引导医生不欺骗患者,更进一步的,医院能否在不减少医生单位时间收入的前提条件下引导医生的不欺骗行为。

由于排除了混合均衡的情形,我们仅存在两种情况

$$P+(1-P)\frac{b_S}{b_N}\geq\frac{c_S}{c_N} \text{以及} \frac{c_S}{c_N}\geq P+(1-P)\frac{b_S}{b_N}$$

在 $P+(1-P)\frac{b_S}{b_N}\geq\frac{c_S}{c_N}$ 时,医院选择诊断时间为 $t=\frac{vc_N}{b_N}$,即理论上的最小有效诊疗时间。此时如果医院将 α 变成 α_S 与 α_N 使得医生满足个人动机条件,医生永远不欺骗患者,患者永远接受医生的建议。在这种情况下,医院依旧会选择 $t=\frac{vc_N}{b_N}$,从而使得医生的单位诊断时间不发生改变,考虑单位医生一次诊断的情形就可以了解医院的期望收益以及医生自身的收益情形。

定理 3 在 $P+(1-P)\dfrac{b_S}{b_N}\geqslant\dfrac{c_S}{c_N}$ 时,不存在 α_S 与 α_N,在不减少医院的期望收入的情况下,使得医生单位时间期望收入增加。即医院没有引导医生不欺骗患者的动机。

改变前后,医生的单位诊疗时间没有发生变化,我们只需要考虑单位医生单次诊疗的情形。医生的工资不能减少,因此我们有:

$$P\alpha_S[(v-1)c_S-h]+(1-P)\alpha_N[(v-1)c_N-h]\geqslant\alpha[(v-1)c_S-h]$$

医院的剩余收入为:

$$P(1-\alpha_S)[(v-1)c_S-h]+(1-P)(1-\alpha_N)[(v-1)c_N-h]\leqslant P[(v-1)c_S-h]+(1-P)[(v-1)c_N-h]-\alpha[(v-1)c_S-h]\leqslant(1-\alpha)[(v-1)c_S-h]$$

因为此时 S 型患者的潜在损失太高,在最小的有效时间内,医院已经完全侵占患者的租金;如果引导医生不欺骗患者,医生从 N 型患者身上侵占的 S 型治疗方案的租金就会损失。所以,医院并没有动机引导医生不欺骗患者。

当 $\dfrac{c_S}{c_N}\geqslant P+(1-P)\dfrac{b_S}{b_N}$ 时,由于此时医院并没有选择理论上的最小诊断时间 $\left(t=\dfrac{vc_S}{b_N P+b_S(1-P)}\right)$,当引导医生不欺骗患者时,医院可以通过降低了的诊断时间得到一定的好处,弥补推荐 N 型患者使用 S 型治疗方案时的租金,定理 4 详细描述了在这种情形下医院的动机。

定理 4 在 $\dfrac{b_S}{b_N}\geqslant\dfrac{c_S}{c_N}\geqslant P+(1-P)\dfrac{b_S}{b_N}$ 时,不存在 α_S 与 α_N,使得医院有动机引导医生不欺骗患者;$\dfrac{c_S}{c_N}\geqslant\dfrac{b_S}{b_N}$ 时,若满足条件 $\dfrac{c_S b_N-c_N b_S}{b_S-b_N}\leqslant\dfrac{h}{P(v-1)}$ 且 $\alpha\in[\beta_1,\beta_2]$,则存在 α_S 与 α_N 使得医院有动机引导医生不欺骗患者,否则 α_S 与 α_N 不存在。其中:

$$\beta_1=\dfrac{hP(b_S-b_N)}{[(v-1)c_S-h][b_N P+b_S(1-P)]},$$

$$\beta_2 = \frac{(v-1)c_N b_S - P b_N h + (1-P) b_S h}{[b_N P + b_S (1-P)][(v-1)c_S - h]}。$$

定理 4 给出了在另外两种情境下，医院是否有通过不同的利润

分配比例，引导医生不欺骗患者的条件。我们发现只有当 $\dfrac{c_S}{c_N} \geqslant \dfrac{b_S}{b_N}$ 时，

医院才会有动机做出上述的引导。虽然医院引导行为的产生需要很

多条件，但是我们关注的焦点应该是患者在患 N 型疾病的概率趋向

于 1 的时候医院的策略，因为此时大部分患者并不需要 S 型治疗。

如果采用"次最优价格"引导所有患者接受 S 型治疗，会造成大量的

社会福利损失。

推论 5　　当 $\dfrac{c_S}{c_N} \geqslant \dfrac{b_S}{b_N}$ 时，若 $c_S b_N - c_N b_S \approx 0$，$h \downarrow P(v-1)\dfrac{c_S b_N - c_N b_S}{b_S - b_N}$ 时，

$\beta_1 \downarrow a \approx 0$，$\beta_2 \uparrow b \approx 1$。

推论 5 对于 $\dfrac{c_i}{b_i}$ 之间的线性性做了很高的要求，若收益与成本之

间呈现线性的关系，$\dfrac{c_S b_N - c_N b_S}{b_S - b_N} \leqslant \dfrac{h}{P(v-1)}$ 自然满足，而此时 h 就可以

很小，使得 α 几乎可以取在 $[0,1]$ 上。这个结果表明，在 N 型患者的

自然概率很高的情况下，通过控制 c_S，c_N 的相对关系，我们可以使得

几乎在任何情况下（$\alpha \in [0,1]$），医院都可以通过调整 α_S 与 α_N 的

值，达到医生福利不减少、医院利润不降低前提下的患者的对症

就医。

（五）结论与政策建议

笔者通过医生激励工资模型，围绕医院、医生以及患者之间的博

弈关系，针对过度医疗问题的成因以及解决方案展开讨论。结论分

成两个部分：第一部分解释了"过度医疗"以及影响"过度医疗"的因

素，第二部分讨论了在不降低医院、患者、医生三方收益的条件下，如

何改变激励机制，实现帕累托改进。

1. 解释了过度医疗的基本成因及其影响因素(第一部分)

由于医疗市场存在严重的信息不对称,使得过度医疗对于医生和医院来说有利可图;医院通过规定诊疗时间,影响医生与患者之间的博弈,从而使得大部分情况下,博弈向着医生完全欺骗患者、侵占患者所有租金,而患者被动接受过度医疗的方向发展。只有在特定情况下,医生才会不以概率1欺骗患者,以此使患者以一定概率接受过度医疗。然而,进一步的研究发现,存在四种情况会加剧过度医疗现象。

(1)随着医院规模的扩大,患者接受过度医疗的概率也会随之扩大并趋向于1。

(2)当医生单次成功诊疗的固定收益,相较于单次成功诊疗的浮动收益为多时,患者反而会增加接受欺骗的概率。

(3)当疾病严重的可能性很低时,过度医疗现象非常严重,甚至不存在混合策略均衡,医生将永远建议患者采用S型治疗方案,患者永远接受S型治疗方案;当然,此时患者受到的诊疗时间有所提升,从而使得患者的相对成本降低,疾病治愈的收益增加。

(4)通过研究红包费用对于均衡的影响,我们发现在两个拐点——患者给医生的红包费几乎等于治疗的利润、患者给医生的红包费接近于0,均衡都会朝着过度医疗的方向发展。

2. 讨论了帕累托改进(第二部分)

我们发现,只有在特定情况下才可以实现均衡的帕累托改进。医院通过改变S型治疗方案、N型治疗方案的收益比例,使得医生没有动机推销S型方案。这一逆向机制,首先要求患者在疾病严重时的收益,小于患者在疾病不严重时的收益 $\left(\dfrac{p_S}{p_N} = \dfrac{c_S}{c_N} \geqslant \dfrac{b_S}{b_N} \right)$。这对我国医疗保障体系有着重要的启示。疾病严重时的报销比例相对于疾病不严重时的报销比例,影响着患者的相对潜在成本,也影响患者的相对潜在收益。重病的报销比例不能过高,否则影响对应机制下的帕累托改进。

笔者的结论是基于对收益函数以及成本、价格的线性性假设提出的,在满足机制设计的基本要求下,缩减疾病严重与不严重两种方案之间的相对收益差,可以有效增加帕累托改进的可行性区间。值得指出的是,本节的结论对于线性要求的假设,可以扩展到更一般的情况,使之与实际的成本、收益以及效用函数相匹配。最后,我们通过模型总结本节的政策意义。

(1)医院的规模不宜过大。在本节的背景中,医院规模与过度医疗现象是正相关的。控制医院规模,增加医院的数量,不仅可以直接增加医生对于所在医院的影响力,更有助于增加医院之间的竞争,从而减少医院占据患者的租金,增加患者福利。

(2)确定合理的挂号费、诊疗费或医事服务费标准。笔者发现,红包费过少或者过多,都会导致均衡向完全过度医疗的方向发展。医生在出诊时,需要有一笔合适的费用加成,才能降低医生欺骗患者的概率。在现实中,这笔"红包费"可以通过确定合理的挂号费、诊疗费或医事服务费标准来逐步替代。

(3)在降低小病医疗成本的基础上,降低大病的医疗成本。对于医疗系统的帕累托改进,本书的机制通过降低 S 型治疗方案的利润提成,降低医生推销 S 型治疗方案的动机。这在本质上与"医药分离"的思路是一致的,在实际实施中也是可行的。适当降低医生推销贵药的利润分成,即使过度医疗依然有利可图,在自身名誉以及适当的医疗监管下,医生欺骗患者的边际利益将会被可能造成的边际成本所取代。同时,由于本节的帕累托改进条件,对药品成本以及对应患者的实际收益要求较为苛刻,而当疾病严重时对应的治疗成本往往并不能被有效控制(例如艾滋病、癌症),因此,不能一味地缩减大病的医疗成本,而要在降低小病医疗成本的基础上进行。

二、从三级医院的挂号系统说起

(一)背景与文献回顾

近年来,医疗资源,特别是优质医疗资源的缓慢增长已经越来越难满足患者对医疗的需求。根据《2012年中国卫生统计提要》数据显示,我国三级医院诊疗人次每年以10%的速度递增,从2007年的5.54亿人次增加至2011年的8.84亿人次,医师人均每日诊疗人次从2007年的6.7人次增加至7.9人次(北京市则由2007年的8.70人次增加到了2011年的10.10人次)。以北京市为例,2012年全市三级医疗机构共有执业医师32895人,每千名常住人口1.59人。

三级医院医疗资源的供不应求,导致了三级医院挂号难问题。根据39健康网调查,挂号时间为2—5小时的患者占40.1%,5—12小时占10.3%,而超过24小时的高达11%。与此同时,号贩子的出现使得看病成本猛增。2012年北京市三级医疗机构人均医疗费用为456.9元,而号贩子手中号源有的甚至高达数千元,数倍于人均看病成本。

作为提高挂号效率的途径之一,2009年10月起,卫生部在全国范围内推行三级医院预约挂号制度,但效果并不理想。以北京市为例,截至2012年11月,共141家医院接入该挂号平台,上线号源已多达3055万个,其中成功预约号源606.5万个,预约成功率为20%,其中专家号的预约成功率也只有43.4%。预约挂号的引入并未完全解决挂号难问题。

关于挂号系统的研究,国内文献从挂号系统本身出发,研究挂号系统内部的流程优化及模式设计。周庆逸[1]、钟初雷[2]均认为在自然

---

[1] 周庆逸、梁万年:《以病人为中心优化门诊流程》,载于《中华医院管理》2004年第8期。

[2] 钟初雷:《实施门诊医生工作站与优化门诊流程的思考》,载于《中华医院管理》2004年第6期。

流程下,挂号流程处于医疗系统的第一高峰,并认为将作业流程重组过程借鉴至医疗系统、引入信息技术是解决问题的途径;姜贤飞[1]分析了挂号系统所面临的难点,提出充分利用社会资源、加强出诊率监管等有助于改进挂号系统。常文虎等[2]通过测量患者到达的规律,利用排队论进行讨论,认为医院应该根据不同的到达规律对工作人员和系统进行相应的部署;苏强等[3]利用 Med Model 建立挂号仿真模型,讨论挂号系统的优化策略;程东萍[4]总结了预约网上挂号系统的优点;王道[5]则讨论了基于网络、电话、短信平台预约层的挂号系统设计。

挂号系统中,医院管理者、号贩子、患者作为三个参与方,对于不同的政策所做出的反应,将最终决定整个挂号系统的运行模式。从博弈论的视角,将挂号系统的现状作为均衡态考虑,医院管理者与患者的行为没有达到最优均衡。根据嵌套博弈理论,非理性的博弈结果往往是由于博弈本身处于更大范围内的博弈框架之下,嵌套博弈则研究不同博弈相互作用对博弈结果的影响。挂号系统中,正是由于医院管理者、号贩子、患者三方之间决策相互影响构成嵌套博弈,使得现有的挂号政策未能达到医院与患者的最优从而使号贩子获益。因此,构建嵌套博弈模型,可以梳理挂号系统的运行特点,研究挂号系统问题的成因并提供改进意见。

笔者对挂号系统进行的研究,从参与方行为及政策的角度研究

[1] 姜贤飞、谢娟:《门诊预约挂号难点与对策分析》,载于《中国循证医学》2011 年第 2 期。

[2] 常文虎、彭迎春、董斯彬:《排队论在测量门诊挂号和收费窗口服务流程效率中的应用》,载于《中华医院管理》2005 年第 12 期。

[3] 苏强、姚晓耘、施京华:《基于 MedModel 的医院挂号流程仿真与优化》,载于《工业工程与管理》2006 年第 6 期。

[4] 程东萍:《医院网上预约挂号系统》,载于《医学信息》2007 年第 11 期。

[5] 王道:《基于网络、电话、短信平台应用层的预约挂号系统设计与实现》,载于《医学信息》2010 年第 2 期。

挂号系统的缺陷与改进方法,可以弥补已有文献过分关注微观层面这一缺陷,完善对于挂号系统运行机制的研究。

(二)挂号系统特征及博弈机理分析

在医疗服务系统中,供需之间存在信息不对称。作为需求方的患者在接受医疗服务之前无法获知自己需要何种服务,在接受医疗服务之后无法确定自己是否接受了适当的医疗服务[1]。在一定价格范围内,该需求的价格弹性较小,小范围的价格波动不会对患者接受医疗服务的需求产生剧烈的变化。同时,患者的需求又具有被动性,由于价格信息、医疗知识等的缺乏,患者往往以所挂号源的特征判定自己所接受的医疗服务的质量。在这样的需求特征之下,患者为了克服其对需求的不确定性,往往在可承受的价格范围之内,选择最优服务以防止多次接受服务,表现为患者群体争挂专家号、小门诊就诊率低等[2]。

对于供给方而言,医疗供给具有两方面的特性[3]。第一,医疗供给具有即时性和高成本性:医疗服务无法进行存储,其生产与供给行为同时进行;医疗服务具有较强的个体差异,且从业人员必须经过大量的专业训练,因此医疗服务无法通过批量管理等模式降低生产成本。然而,医疗供给方在供需关系中属于信息优势甚至信息垄断一方,因此在定价方面具有优势。同时,医疗机构的生产具有一定的外部效应,其服务的质量往往会对整个社会的福利产生效用,医院背负着重要的社会责任。第二,医疗供给具有不确定性,主要表现在对于患者目的、经济承受能力的不确定性,这使得治理号贩子等行为有可能面临巨大的道德风险。在这样的供给特征之下,一方面大型医疗

---

① 王谦:《医疗卫生资源配置的经济学分析》,载于《经济体制改革》2006 年第 2 期。

② 王俊、昌忠泽、刘宏:《中国居民卫生医疗需求行为研究》,载于《经济研究》2008 年第 7 期。

③ 韩金安、王中宁:《从医疗服务市场供需特征解析合理医疗》,载于《解放军医院管理》2004 年第 2 期,第 146 页、155 页。

机构往往比小型医疗机构更容易控制市场,也更容易诱导患者的需求;另一方面,医院在社会责任的要求下需要进行大量的改革,但每一项管理改革都有可能面临较高的成本。

这样的供需特征为号贩子提供了生存空间。号贩子作为医疗系统中不合理的第三方,恶化了医疗系统资源的分配,抬高了挂号系统的价格,改变了患者本身的选择模式,进一步恶化了看病难的问题,同时可能改变医院的策略。因此,挂号系统的博弈从简单的医院管理者、患者两方博弈变成了较为复杂的三方博弈。

嵌套博弈理论与一般的博弈相比,通过分析单个博弈与其他博弈的关系,解释博弈中可能存在的非理性行为。笔者构建嵌套博弈,以分析挂号系统间各参与方的决策如何相互影响,并找寻目前不合理现状的成因及改进路径。

挂号系统存在患者群体 X,医院管理者 Y,号贩子群体 Z。系统由管理者(制定政策)、供给者(提供号源)、需求者(挂号)三方决定,其中 X 为需求者,Y 同时作为管理者和供给者,Z 只作为供给者。整个系统由两个博弈加总而成:一是医院管理者—患者博弈,这可以认为是供需方的博弈,决定需求方的选择;二是该博弈所嵌入的医院管理者—号贩子博弈,既是供给方之间的博弈,也是管理者与供给方的博弈,决定号源供给的模式。

在博弈中,群体 X 作为整个系统唯一的需求方,其收益由医疗资源价格以及看病收益两方面决定——若群体 X 为最大化自身效益的理性人,将综合考虑成本和看病效果后,做出最大化收益的决定。号贩子群体 Z 作为中间供给商,在传统的挂号系统下,处于特殊地位:首先它与患者群体 X 面临相同的成本,但其收益仅由经济利润决定,因此 Z 的选择应是最大化自身经济收益。而医院群体 Y 不仅仅作为供给者,也作为整个系统的管理者,其收益由经济利益与社会责任实现程度有关(挂号收入一般不作为医院的主要经济收益,其收益影响主要存在于管理成本方面)。

两个博弈相互嵌套最终决定整个挂号博弈系统的均衡选择。博弈分两个阶段进行:医院管理者—号贩子博弈首先进行,决定整个挂号系统的供给模式,即"正常号源"与"号贩子号源"的比例;之后医院管理者—患者博弈中,患者与医院在观察到号源情况后,分别做出挂号选择和管理决策,最终确定需求方与管理方的选择。医院-患者博弈决定了群体 X 和群体 Y 的行为模式,而群体 Y 的行为不同又会影响群体 Y 和 Z 的博弈结果。

笔者首先独立分析嵌套博弈中所包含的两个博弈,讨论各自的均衡,再讨论嵌套博弈对博弈结果的影响。采用倒推法求解模型,先从第二阶段的博弈开始,求解第二阶段模型中患者与医院的行为模式,再根据第二阶段的博弈均衡确定第一阶段的博弈结果。这样的推导过程,既可以独立分析两个博弈的博弈特征,又可以综合考虑博弈的相互影响。

(三)博弈模型

1. 医院管理者与患者之间的演化博弈

号贩子占用大量的挂号资源,致使患者看病成本增加、等待周期增长。对于患者而言,由于就诊是"必需品",部分患者将选择通过非常规挂号手段进行挂号,在一定程度上又会促使非常规手段的进一步发展。医院同时作为管理者和供给者决定了其收益的特殊性,不限制非常规手段并不影响其经营效益(每天挂号数量并不变),但影响其公益性及声誉;限制非常规手段可以保证患者利益、提高声誉,但又会投入较多的管理成本和资源,对经济效益带来影响。医院可以通过不断调整政策平衡管理者、供给者两个职能,因此医院和患者有关挂号手段的博弈处于动态之中,不同时刻患者和医院的选择将会影响下一阶段博弈的变化。笔者建立演化博弈模型讨论医院管理者—患者(简称医院—患者博弈)博弈。

根据医疗服务系统的特征,本节的模型建立在下列基本假设上:

假设1 管理非常规挂号手段会为医院带来成本,不管理挂号手段会为医院带来声誉损失,两者都会降低医院的基本收益,但降低程度有差别。

假设2 就诊对于患者而言是必需服务,因此无论就诊(挂号)成本如何,能够就诊的收益会大于不能就诊。

假设3 声誉损失相对于成本而言,对医院影响较小——即便在挂号方面声誉较差,三级医院仍然可以保证就医量。

该博弈系统博弈主体为医院和患者,医院选择是否对于非常规挂号手段进行限制,而患者则在常规挂号手段与非常规挂号手段之间进行选择。患者群体中,选择常规挂号手段的人所占比例为 p,非常规手段比例为 $1-p$;医院采取限制非常规手段的概率为 q,采取不限制非常规手段的概率为 $1-q$。

设常规手段、医疗资源充足的前提下,挂号收益为 V_1,而医院则为 W_1;患者因为无法就诊受到的损失记为 C_1,C_2,C_3,因为管理成本、声誉下降影响对医院造成的影响分别记为 E_1,E_2。根据决策不同,收益面临相应的损失。双方的博弈效用如表 7-2:

表7-2　收益矩阵1

		医院	
		限制非常规手段	不限制非常规手段
患者	常规手段挂号	V_1-C_1,W_1-E_1	V_1-C_2,W_1-E_2
	非常规手段挂号	$0,W_1-E_1$	V_1-C_3,W_1-E_2

根据上述分析,我们可以确定以上各个量的大小为:

$$V_1-C_i>0,i=1,2,3$$
$$W_1>E_1>E_2$$
$$C_2>C_3>C_1$$

该大小关系的含义为,对于患者,能看到病则收益均为正;对于医院,收益始终为正,管理成本带来的损失要高于声誉影响(因为即便声誉受损,就诊对于患者仍然是必须的);当医院不限制非常规手段时,患者使用常规手段挂号的难度增大,根据假设2,号贩子抬高号源价格会导致号源供给减少,部分病人无法通过正常挂号途径得到医治,因此(常规手段挂号,不限制非常规手段)处患者损失最大。

根据演化博弈模型,当一个"种群"的适应度高于其他种群时,该种群所占比例会逐渐增大,并最终达到稳定态。我们求解在现有秩序下,"医院管理者-患者"博弈的演化结果。由此模型可以解出在演化中采取(常规手段挂号,限制非常规手段)这一种群的数量变化。在种群中采取策略1的博弈主体增长率分别为($\dot{p}$,$\dot{q}$代表种群比例对时间的微分):

$$\dot{p} = p(p-1)\left[C_2 - C_3 + q(C_1 - C_2 + C_3 - V_1)\right]$$

$$\dot{q} = q(q-1)(E_1 - E_2)$$

根据局部稳定分析法,系统达到稳定态——$\dot{p}=0,\dot{q}=0$ 的收敛性由雅可比矩阵 J,进行稳定性分析。其中在点 $p=0,q=0$ 处,J 的行列式为 $(C_2-C_3)(E_1-E_2)(+)$,迹为 $C_3-C_2-E_1+E_2(-)$,该点为稳定点;而在点 $p=1,q=1$ 处,J 的行列式为 $(E_1-E_2)(C_1-V_1)(-)$,迹为 $C_1+E_1-E_2-V_1(-)$,该点为稳定点。由此绘制的系统相图如图7-1:

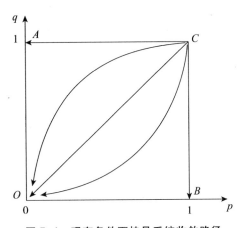

图7-1　现有条件下挂号系统收敛路径

根据现有模型,如果时间足够长,无论博弈以任何初始状态的 p 和 q 开始,经过博弈演化之后,两个种群的概率均趋向于 0,即便有少数个体采用其他策略,也将通过博弈的进一步进行而逐渐被排除在系统之外。无论任何形式的改进,如果仅仅改变现有系统中 p 和 q 的值,而不能从根本上改变收益矩阵,该挂号系统将仍然朝着(0,0)点演进。

为探讨上述路径的改进,调整表 7-2 中的收益矩阵,如表 7-3:

表 7-3　收益矩阵 2

		医　院	
		限制非常规手段	不限制非常规手段
患者	常规手段挂号	V_1, W_1	V_2, W_2
	非常规手段挂号	$0, W_3$	V_3, W_4

对于该收益矩阵:

(1)非常规手段挂号的患者将无法得到看病的机会,收益为 0;

(2)医院对于挂号行为的处理,将受到政府、社会等因素监控,因此医院在各个情况下的收益将受到调整。

若要使系统可以向(1,1)点收敛,(1,1)点必须具备稳定点的特征。计算在该点处 J 的行列式为 $V_1(W_1-W_3)$,迹为 $-(V_1+W_1-W_3)$。由于 $V_1>0$,其成为收敛点的必要条件 $W_1>W_3$,此时系统可以向(1,1)点进行收敛。经过计算可得(0,0)点处行列式为 $(W_2-W_4)(V_2-V_3)$,迹为 $V_2-V_3+W_2-W_4$。建立在这一基础上,我们继续分情况讨论收敛情况。

当 $W_2-W_4<0$ 时,$O(0,0)$ 点、$C(0,1)$ 点为稳定点,鞍点为 $A(0,1)$,$B(1,0)$ 以及点 $D(p_0,q_0)$ [其中 $p_0=(W_4-W_2)/(W_1-W_2-W_3+W_4)$,$q_0=(V_3-V_2)/(V_1-V_2+V_3)$],系统相图如图 7-2(1)所示:

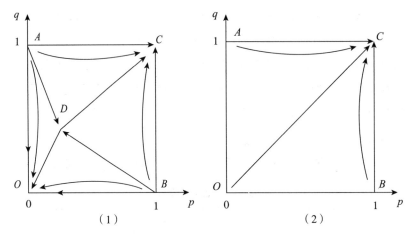

（1）　　　　　　　　　　　（2）

图 7-2　改进的系统收敛路径

连线 AD、OD、BD、CD 为系统收敛向不同均衡点的临界线。在四边形 $OADB$ 内的初始情况将随博弈的进行逐渐收敛向 O 点,而四边形 $ADBC$ 内的初始情况将收敛至 C 点。系统的收敛情况受到两方面的影响:一是初始点的位置;二是四边形 $ADBC$ 的面积。

可以证明,$p_0+q_0=1$,折线 ADB 两侧四边形面积相等,在初始情况随机的情况下,系统以相等的概率向两个稳定点收敛;当 $p_0+q_0<1$ 时,$S_{四边形ADBC}>S_{四边形OADB}$,即系统收敛于(1,1)的概率较大;当 $p_0+q_0>1$ 时系统向较差状况收敛的概率较大。若想扩大收敛到 C 点的概率,应使得 p_0+q_0 取值尽量小。根据上文,因此减小 p_0 的值,应减小分子或是扩大分母。由于 $p_0=(W_4-W_2)/(W_1-W_2-W_3+W_4)$,若 $W_4\approx W_2$,则 D 点更靠纵轴;若 $W_1+W_4>W_2+W_3$,则 D 点更靠近横轴;若已有 $W_4\approx W_2$,则只需保证 $W_1>W_3$。

当 $W_2-W_4>0$ 时,只有 C 点是稳定点,此时博弈系统相图如图 7-2(2)所示。此时系统将以 1 的概率向理想状况(C 点)进行收敛。

2.医院管理者—号贩子博弈分析

医院群体 Y 可以采用的挂号模式包括高定价挂号费和低定价挂号费两种模式,而在医疗系统中,无论在何种挂号模式下,医院(供应商)只能以一个固定的价格提供号源。在本博弈中,我们同时考察医院作为政策直接执行者(管理者)和独立经济体的收益。作为供应商,其收益由经济效益决定,而作为政策执行者(管理者),其收益则由政策的社会影响决定。号贩子群体 Z 则在合作与不合作之间做出决策。由于医院决定挂号的定价模式后一般不易更改,而号贩子则在已确定的挂号模式下选择相应的策略,因此我们构建医院首先行动的完全信息静态博弈。

在现有的医疗资源不发生改变的情况下讨论医院定价措施对于号贩子的影响。沿用上面的分析,在此博弈中仍然假设号源需求大于供给,因此市场的均衡"产量"由供给决定。综合考虑参与各方的经济效益、社会责任等,本节计算各方的效用函数,以得到收益矩阵。

(1)医院管理者(简称医院)的效用分析。在挂号效用上,假设医院作为供给者和管理者,同时追求公共利益和经济利益。医院的行动策略集为 Ω,其行动策略为 $\omega \in \Omega$,且 ω_1 为采用低价挂号策略,ω_2 为采用高价定价挂号策略。医院在挂号问题上的收益取决于患者对于医院的评价,是挂到号患者看病成本 C_1 的减函数,是挂号带来的收入 I 的增函数,是医院管理成本 C_2 的减函数。对于医院群体 Y 的效用函数,则有

$$\Pi_Y = f(C_1, I, C_2),\text{其中}\frac{\partial f}{\partial C_1}<0, \frac{\partial f}{\partial I}>0, \frac{\partial f}{\partial C_2}<0。$$

(2)号贩子效用分析。在挂号效用上,假设号贩子只追求经济利益,以经济利益作为其效用函数。号贩子的行动策略集为 Λ,行动策略为 $\lambda \in \Lambda$,其中 λ_1 为合作,λ_2 为不合作。医院以固定价格 $P(\omega)$ 供应数量为 Q 的号源。号贩子用于抢注挂号的预算受到其策略影响(合作可以带来更高的成本预算,不合作则预算较低),记为 $T(\lambda)$;能够抢到的号源数量为 $T(\lambda)/P(\omega)<Q$;号贩子手中号源出售的平均价格记为 $P_2>P_1(\omega), \forall \omega \in \Omega$;$\eta(\lambda)$ 为由于合作分成所带来的每个号贩子的利润分成,其中 $\eta(\lambda_1)<1, \eta(\lambda_2)=1$。对于号贩子全体的效用函数,则有

$$\Pi_Z = \left[P_2 T(\lambda) / P(\omega) - T(\lambda) \right] \eta(\lambda)$$

（3）效用中相关表达式的计算。在上述表述中，患者挂到的号源分别来自医院和号贩子。号源以数量计算，在号源需求大于供给时，若号源数量为 Q，医院通过挂号获得的收入为 $I = Q P_1(\omega)$。有 $C_p = \left[Q - T(\lambda) / P_1(\omega) \right] P_1(\omega) + P_2 T(\lambda) / P_1(\omega)$

因此在博弈中医院的收益为：

$$\Pi_Y = f(\left[P_2 - P_1(\omega) \right] T(\lambda) / P_1(\omega) + P_1(\omega) Q, P_1(\omega) Q, C_h)$$

博弈开始，医院选择定价策略 ω_1 或 ω_2，此时号贩子根据医院所制定的策略选择合作策略 λ_1 或 λ_2。将双方的行动策略带入收益函数的表达式，最终可以得到该完全信息静态博弈的收益矩阵中，当策略为 (ω_i, λ_i) 时，双方的收益最终为：

$$\Pi_Y = f(\left[P_2 - P_1(\omega_i) \right] T(\lambda) / P_1(\omega) + P_1(\omega_i) Q, P_1(\omega_i) Q, C_h)$$

$$\Pi_Z = \frac{P_2 - P_1(\omega_i)}{P_1(\omega_i)} T(\lambda_i) \eta(\lambda_i)$$

基于上述表达式，我们通过计算其收益对各个因素的导数，考虑包括决策变量在内，每一个变量变化对各自收益的影响，以确定各方的最大化收益策略路径：

$$\frac{\partial \Pi_Y}{\partial P_1} = -\frac{\partial f}{\partial C_1} \frac{T P_2}{P_1^2} = \frac{\partial f}{\partial C_1} \left(-\frac{T}{P_1} - \frac{P_2 - P_1}{P_1} \frac{T}{P_1} + Q \right) + \frac{\partial f}{\partial I} Q > 0$$

$$\frac{\partial \Pi_Y}{\partial T} = \frac{\partial f}{\partial C_1} \left(\frac{P_2 - P_1}{P_1} \right) < 0$$

$$\frac{\partial \Pi_Y}{\partial P_2} = \frac{\partial f}{\partial C_1} \frac{T}{P_1} < 0$$

$$\frac{\partial \Pi_Y}{\partial Q} = \left(\frac{\partial f}{\partial C_1} + \frac{\partial f}{\partial I} \right)$$

$$\frac{\partial \Pi_Z}{\partial P_1} = -\eta \frac{T P_2}{P_1^2} < 0$$

$$\frac{\partial \Pi_Z}{\partial T} = \eta \frac{P_2 - P_1}{P_1} > 0$$

$$\frac{\partial \Pi_Z}{\partial P_2} = \eta \frac{T}{P_1} > 0$$

$$\frac{\partial \Pi_Z}{\partial \eta} = \frac{P_2 - P_1}{P_1} T > 0$$

由 $\dfrac{\partial \Pi_Y}{\partial P_1} = -\dfrac{\partial f}{\partial C_p} \dfrac{T P_2}{P_1^2} = \dfrac{\partial f}{\partial C_p} \left(-\dfrac{T}{P_1} - \dfrac{P_2 - P_1}{P_1} \dfrac{T}{P_1} + Q \right) + \dfrac{\partial f}{\partial I} Q > 0$

$$\frac{\partial \Pi_Y}{\partial T} = \frac{\partial f}{\partial C_p} \frac{P_2 - P_1}{P_1} < 0$$

$$\frac{\partial \Pi_Z}{\partial P_1} = -\eta \frac{T P_2}{P_1^2} < 0$$

$$\frac{\partial \Pi_Z}{\partial T} = \eta \frac{P_2 - P_1}{P_1} > 0$$

可以得出,当 P_1 升高而 $T(\lambda)$ 减少时,医院效用增加而号贩子效用减少;而由

$\dfrac{\partial \Pi_Y}{\partial P_2} = \dfrac{\partial f}{\partial C_1} \dfrac{T}{P_1} < 0$、$\dfrac{\partial \Pi_Z}{\partial P_2} = \eta \dfrac{T}{P_1} > 0$ 式可得,

P_2 越高,医院效用越低,号贩子越受益。而 $\dfrac{\partial \Pi_Y}{\partial Q} = \left(\dfrac{\partial f}{\partial C_1} + \dfrac{\partial f}{\partial I} \right)$ 式则说明,在有号贩子的情况下,增加号源对于医院的收益并不确定,这取决于挂号收入(经济利益)和患者成本(公共利益)二者的边际效益大小。而最后的 $\dfrac{\partial \Pi_Z}{\partial \eta} = \dfrac{P_2 - P_1}{P_1} T > 0$ 式表明,号贩子是否进行合作受到预算和号源卖出价格的双重影响。

因此在不考虑其他博弈的影响下,本博弈的参与方在最大化自身效益的基础上,医院方希望选择更高的价格 P_1 以扩大效益,而号贩子则在高挂号费下选择合作以增加 T 保证自身收益,博弈均衡为 (ω_2, λ_1),即(高价挂号费,合作)。

在确定了已有博弈均衡后,为了研究博弈的变化路线,我们考虑不同变量对收益的影响关系如何。

（1）首先考虑医院和号贩子各自对不同变量的敏感程度。医院的收益关于 T 和关于 P_2 的递减速度之差为

$$|\partial f/\partial C_1|(P_2-P_1-T)/P_1。$$

当 $P_2-P_1-T>0$ 时医院收益对号贩子的合作更为敏感，反之则对号贩子号源价格更为敏感。对于号贩子我们做出相同的分析，可以得出 $P_2-P_1-T>0$ 时对价格敏感，反之对合作策略敏感。这表明在监管政策时，需要根据 P_2,P_1,T 的情况进行调整——如果政策的监管错误地关注了医院、号贩子所不敏感的变量，那么政策监管难以对医院做出激励并对号贩子做出限制。

（2）其次考虑医院收益中所独有的变量 Q 对医院效用的影响。增加号源 Q 对医院收益的影响取决于 $\partial f/\partial C_1<0,\partial f/\partial I>0$ 的大小。若看病成本升高会急剧降低医院的收益，医院增大号源供给反而会降低医院的收益，反之如果医院在挂号收益上获得的收益增加更多，增大号源供给则会增加医院的收益。

（3）最后考虑医院和号贩子对于同一变量的敏感程度。计算号贩子和医院的关于挂号价格 P_1 的变化速度可以得出，如果 $\partial f/\partial C_1-\eta>0$，则对于挂号价格，医院效用的上升速度高于号贩子的下降速度，反之则号贩子效用下降更快；计算号贩子和医院对于号贩子号源价格 P_2 的变化速度可以得出号贩子与医院对这一变化的敏感程度相同，即当其变化时，号贩子效用上升的速度等于医院效用下降的速度。

3. 两个模型的嵌套博弈分析

医院（管理者）—号贩子博弈与医院—患者博弈同时进行，医院在第二阶段博弈中做出的决策会影响第一阶段的收益函数，而患者对于挂号方式的选择同样会影响第一阶段博弈中号贩子的收益。根据对第二阶段博弈的讨论，首先讨论第二阶段不同收敛情况对于第一阶段博弈的影响，并讨论在不同状况下整个社会的收益变化。

（1）当第二阶段博弈收敛于 O 点时，此时全部号源由号贩子供给，$P_2^*>P_2,Q^*<Q$，根据第一阶段博弈的最终收益 Π_Y,Π_Z 表达式，考

虑优先决策方医院(管理者)的收益变化。由于 $P_2^* > P_2$,$Q^* < Q$,医院(管理者)利益受损,此时由 $\dfrac{\partial \Pi_Y}{\partial T} = \dfrac{\partial f}{\partial C_1}\left(\dfrac{P_2 - P_1}{P_1}\right) < 0$ 式可以得出,号贩子预算增加带来的医院(管理者)效用递减的速度加快。在不能进一步提高 P_1 以增大收入的情况下,倾向于改变策略以降低单位 T,P_2 的变化引起的效用降低。由上文分析,为了防止效用的递减,医院可能不再采取最大化收益,而是用最小化损失策略 ω_1。再考虑号贩子的情况,号贩子的收益将升高。此时,号贩子的选择可能发生变化,由于 P_2 升高保证利润,$P_2 - P_1 > T$ 的号贩子,由于单位 P_2 的增长带来更快的收益提高,不再选择合作,从而号贩子(特别是总预算相对较少的号贩子)的策略稳定态从 λ_1:合作,转向 λ_2:不合作。

结合以上的分析,此时博弈由于第二阶段博弈的变化,最终收敛到 (ω_1, λ_2),即医院(管理者)回归低价策略,而号贩子则不再合作。

(2)当第二阶段博弈收敛于 C 点时,此时,由于居民不再从号贩子处挂号,号贩子无法获得更高利润,有 $P_2 - P_1 = 0$;医院的管理成本 C_2 增加;号贩子从系统中获利为 0,从而退出博弈竞争。号贩子的成本预算变化对于医院收益已不再有影响,因此医院(管理者)此时最优策略取决于成本 C_2 对其带来的影响,若影响较小,医院(管理者)可继续采取维持现有挂号定价策略,若影响较大,则可能采取高定价 ω_2 以获得更高经济效益抵消 C_2 增加带来的效益损失。

由此可见,医院—患者博弈中不同策略使用比例的不断变化,会导致第一阶段的博弈发生动态改变。如图 7-3 所示,当医院-患者博弈沿曲线 AO,BO,DO 收敛时,医院将倾向于使用低定价策略,号贩子也将倾向于独立活动;而当第二阶段博弈沿着 AC,BC,DC 曲线收敛时,第二阶段博弈则逐渐转变为医院使用高定价,号贩子增加合作最终退出挂号系统。整个系统的收敛路径如图 7-3 所示。

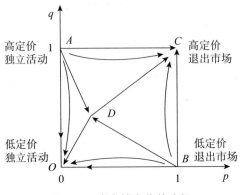

图7-3 嵌套博弈收敛路径

(四) 博弈模型的政策分析

　　医院—患者博弈在现有状况下,将会收敛到全部患者从号贩子处挂号、全部医院不限制号贩子这一状态,并不断淘汰采用其他策略的个体。由于政策最终希望通过管理将号贩子挤出医疗服务系统,这是系统的非理想收敛态。在系统朝着非理想收敛态演进的情况下,号贩子因为逐渐开始独立行动进一步增大了管理难度,提高了医院的管理成本从而降低了效用,因此,会有更多的医院放弃号贩子的管理。可见,非理想收敛态的演进路径,越靠近原点,向原点收敛的速度就可能越快。

　　政策此时无法通过改变初始状况达到目的,而应通过改变博弈双方的收益。由博弈模型的结论可知,使系统向理想收敛态收敛(患者不从号贩子处挂号,医院限制号贩子),首先应保证 $W_1 > W_3$。W_1,W_3 是指目前采用限制政策的医院的收益,这要求政策对于这类医院的挂号情况进行评估。对于号贩子较多的该类医院,应通过政策降低其收益促使其限制政策达到实际效果;对于限制号贩子实施效果良好的医院,也应该对其做出相应补贴,从而鼓励政策的进一步实施。这样的政策,可以促使采用限制号贩子政策的医院保留原策略。

　　而对于不采用限制政策的医院,上文讨论了两种状况。

1. 当 $W_2-W_4<0$ 时,系统陷入囚徒困境

医院可能会因为患者到号贩子处挂号获得额外收益。这代表了很多患者通过非常规手段挂号时,鉴于挂号的难度及高成本,往往会倾向增加检查的项目以求全面检查,也代表了很多医院有可能通过和号贩子合谋赚取利润。对于这种情况,政策应该着重促进图 7-3 中的 D 点向原点方向移动,以增加系统各种初始情况向 C 点收敛的概率。根据 D 点的坐标表达式:$p_0 = (W_4-W_2)/(W_1-W_2-W_3+W_4)$,$q_0 = (V_3-V_2)/(V_1-V_2+V_3)$,可以发现 D 点离横轴的距离由患者的收益决定,纵轴的距离由医院的收益决定。政策可以通过考评以下特征来决定该对哪一方做出调整:

(1)对于不限制的医院,从挂号里获得的额外收益 W_1-W_3,W_2-W_4;

(2)采用非常规手段挂号的患者与采用常规手段挂号的患者的收益差距(主要是挂号成本)V_3-V_2。

若二者均较大,且 W_1-W_3,W_2-W_4 差距不大(即医院是否采取限制措施对医院没有影响),则应同时改变医院和患者两方面的收益:通过政策的补贴和监督,使医院不再从号贩子处获得额外利润,同时改进正常挂号的排队等模式,确保不采用号贩子的患者可以更好地接受医疗服务。

2. 如果能通过政策的严厉惩罚,使得 $W_2-W_4<0$

系统将朝理想收敛态收敛,因此对于挂号带来的额外收入很高 $W_2-W_4>0$ 的医院,应进行严肃的查处,确保其放弃现有策略。

以上政策可以保证系统以较大概率向理想状态收敛,此时医院与患者之间为互惠互利状态,系统也摆脱了囚徒困境进入"信任博弈"。

正如张维迎所言,信誉机制发生作用的条件包括"当事人的不诚实行为能够及时被观测到并且能及时地惩罚交易对手"[1]。为达到这一条件,政策仍然需要通过引导、宣传等措施,改变系统所处的初

---

① 张维迎:《法律制度的信誉基础》,载于《经济研究》2002 年第 1 期。

始状况。如果有更多的患者自发抵制号贩子,更多的医院响应政策限制号贩子,系统的初始点将向理想收敛态靠近。结合第一阶段博弈来看,系统向理想收敛态移动时,号贩子的利润将被压缩,收益下降,且数量逐渐减少从而便于管理,医院收益也将逐渐升高,更多的医院加入到限制策略当中,系统进入良性循环,以更快速度收敛至理想态。此外,当系统收敛至理想态后,号贩子已经完全退出市场,对于挂号费用,政策又可以重新选择规定为高、低定价或是医院自由决定,这进一步增加了政策调控的自由。

3. 我们需要考虑在不同状况下,政策的实施重点

政策在无法迅速限制号贩子的情况下,应该首先经过调研判断挂号费、号贩子总预算、号贩子号源价格之间的关系。一般而言,低挂号费医院大多满足 $P_2 - P_1 - T > 0$,而高挂号费医院由于 P_1 较高,除上述可能之外,也存在 $P_2 - P_1 - T < 0$ 的情况。这表明在进行挂号费的改革之后,对于采取不同挂号费措施的医院政策应有所区别。

政策以提高医院效益、激励医院做出限制并且降低号贩子收益、打击号贩子为目的。对低挂号费医院(包括价格较低的高挂号费医院),应主要通过增加号源等手段降低号贩子号源的价格(医院收益对于号贩子号源价格敏感);对高挂号费医院,则应主要通过打击大规模的号贩子团体等手段使号贩子分散行动(医院收益对于号贩子合作策略敏感)。而对于号源数量 Q,政策的主要目的是激励医院,那么同样应根据医院挂号政策的不同有所区别:在增加号源数量相同的情况下,高挂号费医院可以获得更多的收益,因此对于高挂号费医院而言,增加号源数量的确有助于其提高收益;而对于低挂号费医院则可能不同,政策应确定患者挂号成本对于医院效益的确切影响,若该影响相对较小,则可以增大低挂号费医院的号源供给;若该影响较大,增大号源供给反而可能给医院带来负面效应。此外,在明确患者成本对于医院收益的确切影响之后,对于影响较大的医院,改变其挂号费的价格有助于迅速降低号贩子的效用;反之,改变挂号费对于

号贩子效用的降低不明显。

综上所述，即使政策的主要目标都是将号贩子排除出挂号系统博弈，由于不同医院所采取的挂号费措施并不相同，博弈参与方对于各个因素的敏感程度也就不同，政策对此应区别对待。政策在通过上述措施改进系统收敛情况的同时，应当同时监控系统对各个因素的敏感程度，及时调整政策重点。

（五）结论与建议

笔者通过建立挂号系统博弈模型，讨论了挂号系统的运行机理，以及各参与方的收益对其决策的影响。根据以上讨论，笔者认为控制博弈系统中参与方的收益，会改变博弈的不同收敛方向。以下结论概括了系统的现有收敛方向以及可能的改进路径。

1. 现有的收敛方向

现有的系统路径将收敛于"医院放任号贩子，患者从号贩子处挂号"，这是系统面临的囚徒困境。从号贩子处购买号源的行为可能会愈发严重，而缺乏管理的医院则逐渐放弃对号贩子的管理，患者也逐渐转向只从号贩子处挂号；这将造成医院收益下降，号源价格升高、供给减少；号贩子利润的升高，使得号贩子逐渐放弃合作，而医院为减少损失采用低定价策略。但此时医院改进挂号费的措施并不能带来患者状况的改善。

2. 可能的改进路径

系统可以向理想的"医院限制，患者从医院挂号"，即信任博弈的方向收敛。要使得系统从相互不信任的囚徒困境转换，必须保证限制号贩子的医院，其限制政策是有效的。而要使系统以更大的概率向理想状态收敛：首先需改善系统的初始状态，即应采取措施增大采用理想策略的患者和医院的比例；其次需改善系统的收敛区域，即首先防止医院通过号贩子行为获利，再保证当患者从正常途径挂号时可以增加医院收益。

在不考虑患者的选择之时，医院倾向于选择高价定价策略，并使得号贩子通过合作形成规模保证自身效益。当患者的决策对系统产生影响时,医院—号贩子博弈会根据医院—患者博弈的不同收敛结果,达到不同的均衡。当医院—患者博弈向理想状况收敛时,号贩子可能退出市场;而向非理想状况收敛时,则号贩子可以采取独立活动,医院会选择高定价措施。系统所期望的理想条件下,医院会自发管理号贩子,而患者则使用正常挂号手段。此时,号贩子一方,由于利润被压缩,倾向于逐渐合作(号贩子数量减少)对抗,进而逐渐退出挂号系统;医院一方采用何种策略进行挂号定价,则取决于其管理成本与实际收益之间的相互关系,可以通过相应政策确保医院采取特定挂号定价手段。在一定程度上,号贩子的合作有利于其保证号源占有量,确保自身利润。

基于以上结论,为了保证挂号系统正常运行,降低患者看病成本,更好地管理三级医院中的号贩子问题,笔者认为,应采取措施调整各个参与方的收益,并且使得信誉机制能在模型中发挥作用。具体政策建议包括:

(1)推进医疗资源均衡发展。改善挂号系统的现有状况,最根本的仍然是改变挂号系统供需状况。除了增加医疗资源之外,也应该避免优质资源过度集中于三级医院。这是对本节中博弈模型建立的根本假设之一,即"三级医疗机构医疗资源的需求大于供给"的改进。政策制定者应当通过政策引导患者,缓解三级医院号源紧缺的现状,这有助于从根本上改变挂号系统的博弈均衡。

(2)鼓励医院限制号贩子。政策制定者的短期目标,是改进博弈系统中各方的收益,进而提高博弈系统向理想态收敛的可能。一方面,政府应鼓励三级医院对号贩子做出限制。医院管理号贩子造成的效用损失使得部分医院不愿意进行管理,对此,政府可以采取补贴的措施补偿其收益,进而使部分医院做出监管尝试,最终促使所有三级医院建立起完善的号贩子监管系统。另一方面,则是通过考核促进信誉机制在博弈系统中发挥作用。这要求政府在对三级医院考核时,将号贩子监管纳入考核体系。两方面相互补充,又可互相转化。鼓励监管也可以表现为惩罚监管失职,考核体系加入相应的补贴或是惩罚措施。

(3)阻止号贩子形成团体。改善挂号系统的另外一个方面,是限制第三方的存在。号贩子的团体化会造成号源的进一步垄断和号源的进一步短缺。在彻底根除号贩子难度较大的情况下,首先打击号贩子团体,甚至是号贩子"公司"是行之有效的解决措施。完善相关法规,医院和执法部门合作打击号贩子也需进一步在实践中探索。

(4)制订合理的挂号费区间。通过调研,了解医院号贩子的号源价格、规模、利润等,了解患者的消费心理,确认挂号的时间、金钱成本对于看病的预期消费的影响,以确定合理的挂号价位区间。既要避免较低的挂号费降低号贩子的垄断成本,又要避免过高的挂号费使医院自身可以通过与号贩子合作(甚至自己充当号贩子)获利(这也应该通过监管予以避免)。

(5)其他措施。建立更方便的挂号、转诊手段,保证已有医疗资源的充分供给;通过社区医生,提前对患者进行分流等措施,作用于模型的假设、收益,以及初始情况等各个方面,都会促进挂号系统最终向理想态收敛。

第三节 产品市场

一、从医药分开与医疗费用说起

(一)相关背景

在中国,医疗费用持续攀升,药价虚高,看病难、看病贵等成为近年来医疗卫生领域的突出问题[1]。对比 1980—2010 年统计数据可以

---

[1] Wang Hong, Zhang Licheng, Hsiao William, "Ill health and its potential influence on household consumptions in rural China", *Health Policy*, Vol.78, No.2—3, 2006, pp.167—177.

看出,我国人均医疗费用的增长速度明显超过了同期国民人均可支配收入,医疗总费用增长率增速也远远高于 GDP 增长率增速,且两者的差值呈逐年扩大趋势①。合理控制医疗费用,不仅是人们对医疗服务的要求,也是维持国民经济稳定、发展医疗卫生事业和提高国民健康水平的迫切要求。为解决"看病难、看病贵"的顽疾,为居民提供安全、有效、方便、价廉的医疗服务,新一轮医疗卫生体制改革于2009 年正式启动。其中,作为新医改的核心内容,"医药分开"旨在打破当前"以药养医"的格局,理顺医药产业链的利益关系②。

医药分开经历了"医药分离""医药分家""医药分业"等多种解释后得以发展和补充。高强③提出"医药分开"的实质是逐步取消药品加成,财政对医院给予经费补贴;对药品实行收支两条线管理,切断药品收入与医院的经济联系。2009 年 3 月 17 日,《中共中央国务院关于深化医药卫生体制改革的意见》的出台,进一步明确了医药应"分开核算,分别管理,统一上交,合理返还",意为医治和用药分开,医只医治,药不随医;医疗收入与药品收入分开核算,分开管理。王贤吉等也指出,"医药分开"的本质是从医院、医生两个层面切断其与药品的利益联系,单纯地取消药品加成并不能实现医药分开④。

综上所述,对医药分开的解释至少应包括两点:一是药品与收入脱钩,即取消药品加成,医院不依靠药品收入来维持日常运行,同时,医生也不从开具处方的药品中获取直接经济利益;二是取消药品加

---

① 王鑫:《我国医疗费用增长的因素分析与控制策略》,沈阳:辽宁大学 2013 年硕士学位论文,第 5—7 页。

② 晏霏霏:《朱幼棣:医药不分家 医保不作为 医改无动力》,http://drug.39.net/a_xwsd/130424/4163778.html,2013 年 4 月 24 日。

③ 高强:《要纠正公立医院片面追求经济收益的倾向》,http://www.clssn.com/html1/report/0/1190-1.htm,2007 年 2 月 1 日。

④ 王贤吉、付晨、金春林、晏波、彭玉梅、陈小丽、陈卓蕾:《医药分开的内涵与实现途径探讨》,载于《中国卫生政策研究》2013 年第 1 期。

成后,构建配套的补偿机制①。医药分开实施后,为保证医疗机构的正常运行,财政对公立医院的补贴力度同步加大。此外,打破现有的均衡,除了增加政府投入,医院内部要实现医护人员主导,并适当提高医疗服务收费②。实现"总量平移,结构调整"向"以服务养医"转型,是从根源上完成医药分开改革的必要措施③。这里的医疗服务价格是指不含药品在内的、主要体现医生技术劳务价格的项目,包括诊查、护理、手术、治疗、中医以及床位等费用。

(二)我国医疗费用的影响机制研究综述

学者对我国医疗费用的影响机制做了深入研究。周其仁将我国医改工作的症结归纳为"市场化不足",医疗卫生资源供需严重失衡。在医疗服务需求猛增的情况下,由政府主导的医疗体制严重削弱了医卫系统的供给资源动员能力,尤其是开放程度不足和价格管制系统扭曲了医疗服务行为。市场秩序的扰乱最终体现在交易费用因素上,从而导致患者医疗负担持续加重④。高强在全国卫生工作会议上指出,导致"看病贵"的原因包括我国医疗资源总体不足、医疗资源分布不均衡、医保覆盖面小、政府投入不足以及其他体制、机制问题⑤。在曾雁冰所建立的系统 SD 模型中,实际财政投入、医疗机构工资总额、诊疗人次、人均可支配收入以及物价等因素均对医疗费用

①　王昕、徐程:《新医改中的公立医院取消"以药养医"后的补偿机制分析》,载于《中国卫生事业管理》2011 年第 12 期。

②　纪玉山、罗昌瀚、常忠诚:《论"以药养医"的内部机理及解决途径》,载于《卫生经济研究》2006 年第 4 期。

③　王雅洁:《15 部医改细则将出台,建补偿机制是关键》,http://www.nbd.com.cn/articles/2013-11-20/788895.html,2013 年 11 月 20 日。

④　周其仁:《病有所医当问谁》,载于《经济观察报》2008 年 9 月 18 日。

⑤　高强:《全面树立和落实科学发展观,推进卫生事业的改革与发展》,载《卫生政策》2005 年第 2 期。

的增长产生一定影响①。影响医疗费用的因素很复杂,然而排除财政投入、物价政策等不可控因素的制约,"以药补医"已然成为造成医药费用过快增长的根本路径,严重损害了公立医院的公益性②。前卫生部部长陈竺曾表示,"以药补医"机制推动了医药费用不合理上涨,造成药品滥用,并扭曲了医务人员行为,必须彻底根除③。王萍、李丽军也认为药价虚高是造成我国医疗费用增长的主要可控因素,以药养医的制度弊端加上医院及医生在药品流通领域的垄断地位,导致他们成为药品代理商的主要贿赂对象,最终由患者买单④。纪玉山等分析了"以药养医"的深层机理:排除市场因素,在行政格局主导下,医院内部的利益集团将"以药养医"的收益进行重新分配。也就是说,医生虽然获得了应有报酬,但以"分肥"而非正常技术服务报酬的形式分得;其他非专业人员利用垄断地位和权力获得超额回报,医院的主次关系和分配格局从根本上造成了药价虚高⑤。因此,医疗费用居高不下的原因主要有几个方面:一是医疗行政垄断导致的供给不足;二是非市场化条件下政府投入不足;三是"以药养医"成为以上两种因素外最突出的症结;四是医院和医生收入分配方式的扭曲,是"以药养医"持续的内在机理。

部分学者认为医药分开在不同程度上优化了医疗费用状况。Y J Chou 等通过评估台湾医改的系统数据,发现医药分业可以有效降低药品支出,并且医生不会利用其他补偿渠道弥补相应的药品收

① 曾雁冰:《基于系统动力学方法的医疗费用过快增长问题建模与控制研究》,上海,复旦大学 2011 年博士学位论文,第 63 页。

② 陈竺、张茅:《取消"以药补医"机制 深化公立医院改革》,载于《求是》2012 年第 9 期。

③ 吕诺、李其谚、于小龙:《医改抉择》,载于《财经国家周刊》2012 年第 3 期。

④ 王萍、李丽军:《医疗费用增长与控制政策研究》,载于《宏观经济研究》2013 第 4 期。

⑤ 纪玉山、罗昌瀚、常忠诚:《论"以药养医"的内部机理及解决途径》,载于《卫生经济研究》2006 年第 4 期。

入损失①。王俊华从正义论角度出发,认为只有通过完善的制度建设和公正的卫生资源配置,调整"以药养医"制度,才能改善"看病贵"问题,实现卫生正义②。何文英通过构建计量经济模型,对我国医疗服务价格调控政策在控制医疗费用增长方面的作用做了回归分析,得出结论:医疗服务价格调整有效控制了医疗费用的快速上涨,对优化医疗费用结构也起到了一定的调节作用③。蔡昱等发现,通过提高医疗服务费的方式革除"以药养医"后,病人的医疗支出没有增加,但却消除了因过度医疗对健康的损害,因而病人总体是受益者④。徐彪、顾海基于药品、检查、服务三种价格补偿渠道对医疗费用影响乘数不一致的情况,在预算平衡视角下发现,通过调整医院收入结构,降低药品、检查占比,增加服务占比,可以有效降低社会医疗总费用。但增加了患者的人均医疗费用⑤。北京市政策联动下的"平移式改革"是"医药分开"的典型模式,受到广泛关注。《首都医药》记者在对北京友谊医院暗访中了解到,该医院处方金额大幅低于未试点医院,减轻了患者的用药负担,医疗费用能否真正降低还需要时间的检验⑥。

另有学者对医药分开降低医疗费用的作用提出了质疑。蒋建华认为,取消药品加成、增设药事服务费、增加财政补贴的做法在降低

---

① Chou Y J, Yip Winnie C, Lee Cheng-Hua, Huang Nicole, Sun Ying-Pei, Chang Hong-Jen, "Impact of separating drug prescribing and dispensing on provider behaviour:Taiwan's experience", *Health Policy and Planning*, Vol.18, No.3, 2003, pp.316—329.

② 王俊华:《当代卫生事务研究——卫生正义论》,北京:科学出版社2003年版。

③ 何文英:《医疗服务价格调整对医疗费用的影响》,乌鲁木齐:新疆医科大学2008年硕士学位论文,第11—34页。

④ 蔡昱、龚刚、张前程:《以医师价值之回归革除"以药养医"——基于理论模型视角的论证》,载于《南开经济研究》2013年第11期。

⑤ 徐彪、顾海:《"公立医院收入结构调整"能缓解看病贵吗?——基于预算平衡下的医疗费用控制》,载于《经济与管理研究》2012年第9期。

⑥ 王婷婷、韩尧、赵一帆、陈广晶:《暗访北京医药分开试点——北京友谊医院处方金额大幅低于未试点医院》,载于《首都医药》2012年第17期。

医疗费用方面难以取得理想效果,因为药品加成政策只是医疗费用高的表面原因,医疗费用高的真正原因是医疗系统的垄断,降低医疗费用必须采取放松政府管制、引进民间资本、维护医疗服务市场秩序等综合措施①。徐敢通过构建医药分开对药品供需均衡影响的模型发现,实行医药分开,药品均衡费用有较大程度地下降,即明显减少患者药品消费支出总额,整个社会药物资源也能得到明显节约,但模型的假设条件与现实有偏差。另外,医药分开直接降低药品均衡数量,并不直接作用于药品均衡价格,反而可能上升②。李大平在分析药价虚高成因时质疑医药分家的作用效果,供药方和医院的"变相协作"不能从根本上切断医生处方与医生经济利益的关系,因此不能解决药价虚高③。也就是说,医药分开实现降低患者医疗费用的目标是有前提的,涉及整个医疗系统的市场环境和管理机制等方面。

　　已有研究肯定了在当前的政治经济环境下,医药分开是控制医疗费用的突破口之一。但医药分开作用于医疗费用的路径并不清晰,尤其是没有充分重视医方经济利益的传导效应,即医院和医生收入在医疗费用现状形成中的决定性作用。在准入门槛过高的前提下,除拥有医学专业知识和判断,医生和医院还拥有独特的供方垄断权,但现行的价格体制无法反映这种资源稀缺程度;医患双方间属于典型的委托代理关系,信息不对称使得患者只有有限的能力去监督和评价代理人的行为。医方有能力利用这种剩余控制权和剩余索取权操

　　① 蒋建华:《取消药品加成政策对医疗费用的影响》,载于《医学与哲学(人文社会医学版)》2010年第9期。
　　② 徐敢:《医药分开缓解看病贵问题的综合评价研究》,载于《中国执业药师》2013年第9期。
　　③ 李大平:《药价虚高的成因分析与治理对策——质疑医药分开》,载于《卫生经济研究》2011年第4期。

纵患者的抉择,从而派生出大处方、过度检查等其他价格补偿途径①。有研究估算,医生的服务费用可以影响 70% 的卫生支出②。医药分开简言之是"以药补医"向"以医养医"的转变。医改按照"多劳多得,优劳优得"的原则,通过调整医院内部绩效考核分配机制,提高医生收入;同时医院收入结构发生变化,间接影响了医生收入分配。激励机制转变后,医院将成为无序用药、过度用药和滥用药的制衡力量,并收紧医生用药行为的管理,通过精细化的考核系统,充分调动起医务人员的工作积极性。医院和医生层面的变化,最终将导致医保患者自付费的降低③。

此外,少有学者从医生和医院收入的角度出发,探究医药分开对医疗费用的内在作用机制。研究表明,医药分开改革理论上能进一步理顺利益关系,促进资源的优化配置④。其中,取消药品加成、增设医事服务费和增加财政补贴是实现改革目标的三个重要方向。但研究提出的医药分开的具体措施不够明确,未对三项改革措施各自的影响程度做出评估;在增加卫生财政补贴的环节中,也未指明补贴医院还是补贴医生更适用于当前阶段。在此背景下,通过引入医生收入、医院收入两个中介变量,旨在探寻医药分开目标实现的关键环节。

---

① 周其仁:《病有所医当问谁》,载《经济观察报》2008 年 9 月 18 日;Ginsburg PB, Hogan C., "Physician response to fee changes: a contrary view", *Journal of American Medical Association*, Vol.269, No.19, 1993, pp.2550—2552。

② Smith HL, Fottler MD, Saxberg BO., "Cost containment in health care: a model for management research", *The Academy of Management Review*, Vol.6, No.1, 1981, pp.397—407.

③ 刘涌:《医药分开"北京模式":政策联动下的"平移式"改革》, http://news.hexun.com/2013-12-24/160843451.html, 2013 年 12 月 24 日。

④ Shenlan Tang, Qingyue Meng, Lincoln Chen, Henk Bekedam, Tim Evans, Margaret Whitehead, "Tackling the challenges to health equity in China", http://www.thelancet.com, October 20, 2008.

（三）研究假设

1. "医药分开"与医生收入、医院收入

1）"医药分开"与医生收入

目前公立医院普遍实行岗位绩效工资制度，收入由岗位工资、薪级工资、绩效工资、津补贴四部分构成。其中岗位工资、薪级工资和津补贴额度相对固定，绩效工资较为灵活，主要从其开具的检查费、护理费、手术费、医药费、挂号费中计提。以药养医政策基础上的药品定价及流通机制导致了医疗系统"两头尖，中间宽"的利益分配格局①，将医生的表现性角色转变为功利性角色，促动了医生角色冲突的形成②。医药分开以后，取消药品加成、设立医事服务费、改革绩效薪酬管理体系等措施体现了对医生技术劳务的认可，直接导致其经济收入的提高。如在北京市五家试点医院的"平移式"改革中，各医院平均拿出约60%的医事服务费用于薪酬改革，各医院医务工作者平均收入提高了20%—30%。蔡昱等认为通过提高医疗服务价格的方式革除"以药养医"后，医生的收入没有减少，但消除了因过度治疗给自己所带来的心理损害，因此医生也是受益者③。总体来说，医药分开对于医生显性收入具有积极的效应。结合前文对医药分开两个维度的划分，药品与医院收入的脱钩可直接用医院业务收入中药占比衡量，提高医疗服务价格、扩大财政补贴作为改革试点普遍采用的价格补偿措施，也从量上直观度量了政策效应。可假设：

H1a：收入药占比负向影响医生显性收入

H1b：医疗服务价格正向影响医生显性收入

---

① 杨悦、蒋志刚：《中美两国药品流通模式的比较与探讨》，载于《中国药房》2006年第22期，第1687—1689页。

② 张文娇：《从医生的角色冲突看中国"看病贵"问题》，北京：北京工业大学2013年硕士学位论文，第54页。

③ 蔡昱、龚刚、张前程：《以医师价值之回归革除"以药养医"——基于理论模型视角的论证》，载于《南开经济研究》2013年第11期。

H1c:卫生财政补贴正向影响医生显性收入

2)"医药分开"与医院收入

我国公立医院的补偿收入主要来自政府财政补助收入、药品加成收入及医疗服务收费三个方面。"医药分开"政策重新调整了医院价格补偿渠道,当逐渐切断药品收入利益与医院的联系时,原有的收益分配主体,如药品批发企业、医药代表等的角色更加弱化①,这部分利润转而流向医方,药品从生产企业逐层传递的管理费用等成本损耗也随之消失。为保障公立医院的正常运行而提高医疗技术劳动价格和政府财政补贴,直接导致了医院内收入分配方式的变革。常熟的"药房托管"模式实施后,医院业务收入一直呈现增长态势,托管后半年的业务收入与前半年相比增加了17.23%②。南京医药分开改革的"管理模式"弥补了药品下降带来的损失,业务量上升的同时节约了药房管理的成本,提高了医院效益,创造出新的价值和利润③。进一步排除无关变量的影响,探讨医药分开对医院收入的真正效用,因此本节从总收入角度假设:

H2a:收入药占比负向影响医院收入

H2b:医疗服务价格正向影响医院收入

H2c:卫生财政补贴正向影响医院收入

2. 医生收入、医院收入与医疗费用

1)医生收入与医疗费用

医疗费用反映了医疗服务及相关活动的资金流量。曾雁冰认为

---

① 吕红:《政府管制下我国医药商业供应链合作机制研究》,重庆:重庆大学 2012 年硕士学位论文,第 128—131 页。

② 孙玉国:《我国"医药分开"的现状及对策研究——以南京、武汉、常熟为例》,苏州:苏州大学 2009 年硕士学位论文,第 47 页。

③ 吕政、张其仔、郭朝先:《走向医药分开的有效途径:南京市医院药房托管试点》,载于《中国经济时报》,2008 年 1 月 8 日。

我国医疗费用过快增长主要由次均费用带动①。徐彪等在研究中选取医院人均医疗费用、年均医疗费用作为被解释变量，人均医疗费用是各类医院收治的患者人均医药费，医院年均医疗费用体现社会整体医疗费用水平②。此外，医疗卫生资源配置不仅涉及医疗费用总量，还体现在医疗费用结构上。为更加明确"医药分开"的改革效应，对应于医疗卫生机构收入来源，笔者将患者所承担的医药费分为服务费和药品检查费两部分。其中，服务费是指除药品费、检查费以外的一系列正常医疗服务支出。

患者所承担的医疗费用从源头上出自医方的决策。医生作为一种高强度、高风险的职业，属于世界范围内的一类中高收入群体。而我国公立医院的医生待遇远远无法体现其技术含量和所承担的风险因素，整体收入水平亟待提高。加之诱导需求的存在，患者承担了额外的交易费用③。只有科学健全的、以质量和社会公益效果为根本的收入分配机制，才是高效诊疗行为的基础，才能激励医生恰当行使拥有的剩余控制权和剩余索取权，推动公立医院回归公益性④。结合上述对医疗费用维度的划分，提出假设：

H3a：医生显性收入负向影响门诊次均医药费

H3b：医生显性收入负向影响院均医药费

H4：医生显性收入正向影响院均服务费占比

2）医院收入与医疗费用

李程跃、孙梅等依据1991—2008年《全国卫生财务年报资料》数

---

① 曾雁冰：《基于系统动力学方法的医疗费用过快增长问题建模与控制研究》，上海：复旦大学2011年博士学位论文，第62页。

② 徐彪、顾海：《"公立医院收入结构调整"能缓解看病贵吗？——基于预算平衡下的医疗费用控制》，载于《经济与管理研究》2012年第9期。

③ 尹爱田、钱东福、程艳敏、李曙光、李文：《控制医院药品费用过高策略的政府行为》，载于《中国卫生经济》2004年第9期。

④ 王延中、高文书：《公立医院医务人员薪酬制度改革的思考与建议》，载于《中国卫生人才》2014年第4期。

据发现,在财政缺口和物价因素夹击作用下,医疗机构净收益日益下降,高收益率项目和次均费用被迫成为医疗机构追求的目标,"多开药、多做检查"成为医疗机构的普遍行为①。这也可从《扭曲的补偿机制困扰医疗机构发展 30 年》一文中找到证据,全国医疗机构业务收入增长部分的收益率始终高于业务收入总收益率。医疗机构在提供医疗服务的过程中,有明显的追逐经济利益倾向,派生出的过度医疗等行为最终使患者承担了不必要的医疗支出。因此,医院收入总量可能对医疗费用产生影响,据此直接假设:

H5a:医院收入负向影响门诊次均医药费

H5b:医院收入负向影响院均医药费

H6:医院收入正向影响院均服务费占比

3. 医生收入和医院收入的中介功能

医方在医疗服务供给方面占据主导地位。医生或医院的诊疗行为与收入分配机制紧密联系。受利益驱动,药价虚高、过度医疗、医疗腐败等成本最终将转嫁到患者身上。当"医药分开"进一步改革医生收入分配机制后,利益链条断裂,权力寻租空间变小甚至消失。此时,医患双方属于同一利益共同体,医生依靠医疗技术和诊疗效果赚钱,充分参与市场竞争,从而影响医疗费用。因此假设:

H7:医生收入和医院收入在医药分开和医疗费用的关系中发挥了中介功能。

(四) 研究方法

1. 模型选取

笔者借鉴温忠麟、叶宝娟②最新修改的中介效应检验流程,验证医生收入与医院收入对于医药分开政策和医疗费用的中介作用。验

---

① 李程跃、孙梅等:《归因分析医疗费用过快增长的责任归属》,载于《中国卫生资源》2011 年第 1 期。

② 温忠麟、叶宝娟:《中介效应分析:方法和模型发展》,载于《心理科学进展》2014 年第 5 期。

证过程共分为五个步骤,具体如图 7-4 所示。考虑自变量 X 对因变量 Y 的影响,如果 X 通过影响变量 M 而对 Y 产生影响,则称 M 为中介变量。假设变量已经中心化或标准化,可用图 7-4 所示的路径图和相应的回归方程来说明变量之间的关系。其中,c 是 X 对 Y 的总效应,ab 是经过中介变量 M 的中介效应,c' 是直接效应,$e1,e2,e3$ 为误差项。

$$Y = cX + e_1$$

$$M = aX + e$$

$$Y = c'X + bM + e_3$$

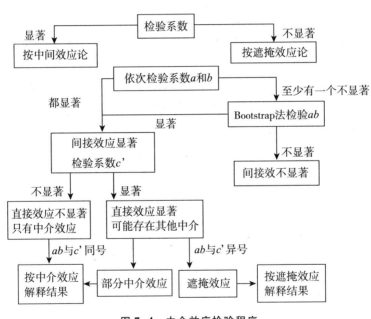

图 7-4　中介效应检验程序

2. 数据来源及变量选取

选取 2003—2012 年 10 年间五级综合医院卫生数据,均来源于《中国统计年鉴》《中国卫生统计年鉴》,真实反映"医药分开"政策逐步推进的历程。在图 7-5 中,收入药占比(x_1)、医疗服务价格(x_2)和卫生财政补贴(x_3)依次用平均每所医院药品收入占业务收入比、院均服务收入和院均财政补助收入来表示。医生显性收入(m_1)采用卫生年鉴中医师人均年业务收入指标度量,医院收入(m_2)以院均年收入为指标。考虑研究需求,医疗费用变量包括门诊次均医药费(y_1)、院均医药费(y_2)和院均服务费占比(y_3),以期从不同角度衡量居民医疗负担情况。此外,为了消除价格因素的影响,对医疗费用、收入等指标进行了价格平减(同除以以 2002 年为基准的居民消费价格指数)。在以医疗费用总量为因变量建立回归模型时,笔者选取城镇人口比重、综合医院每千人口卫生技术人员比例以及三级综合医院比重作为备选控制变量。下面将分别检验上述假设以及医生和医院收入在医药分开政策影响医疗费用时的中介效应。

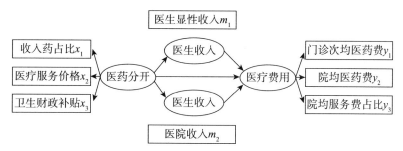

图 7-5　以医生收入和医院收入为中介变量的医药分开
对医疗费用影响的概念模型

二、实证分析

(一)医药分开与医生收入、医院收入的关系研究

由图 7-6 可见,医疗服务价格(β 值依次为 0.982、1.000)、卫生财政补贴(β 值依次为 0.961、0.986)均对收入变量有显著的正向影响,四个模型的调整 R^2 均大于 0.900,说明服务和财政补偿均解释了 90% 以上的方差;收入药占比分别在 0.05 和 0.1 的水平下对医生收入、医院收入有显著负向影响,标准化回归系数为 -0.353、-0.250。这说明,实施医药分开政策,即降低收入药占比、提高医疗服务价格、扩大财政投入有利于提高医生显性收入和医院总收入,其中服务价格的影响程度最明显,财政补助次之。假设 H1、H2 得到验证。

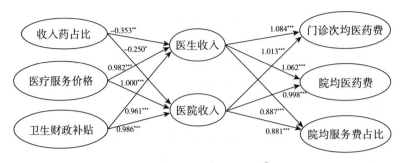

图 7-6　回归标准化系数①

（二）医生收入、医院收入与医疗费用的关系研究

医生显性收入和医院收入对医药费有正向显著影响，医生收入的回归系数分别为 1.084、1.062，医院收入的回归系数分别为 1.013、0.998。也就是说，医生或医院收入的提高，是门诊次均医药费或院均医药费上涨的重要因素。假设 H3、H5 被推翻。通过对比标准回归系数大小还发现，相较于院均医药费，门诊次均医药费对收入因素更敏感；医生收入影响医药费上涨的程度大于医院收入。虽然医药分开暂时无法降低医疗费用，但优化了医疗卫生领域的资源配置。结果表明，收入变量与服务费占比成显著正相关（β 依次为 0.887 和 0.881），分别可以解释服务费占比 0.783、0.772 的变异。即随着医生和医院收入的提高，患者医药费更多向服务领域倾斜，假设 H4、H6 成立。

（三）医生收入的中介作用

根据温忠麟等（2014）提出的中介效应检验程序，将中介变量和自变量同时纳入回归方程，结果见表 7-4。在分析院均医药费的影响因素时，收入药占比的回归系数为 -0.023，显著性消失，医生收入仍在 0.05 水平上显著（$\beta = 1.061$），表明医生显性收入在收入药占比和院均医药费间只存在中介效应，即收入药占比通过影响医生收入

---

① 注：* $P < 0.1$；** $P < 0.05$；*** $P < 0.01$。

表 7-4 中介效应检验结果①

路径	c	sj	A	b	c'	cz	ws	效应
$x_1 \rightarrow m_1 \rightarrow y_1$	-0.187	—	-0.353***	1.084***	0.012	-0.243***	—	遮掩
$x_1 \rightarrow m_1 \rightarrow y_2$	-0.251*	—	-0.353***	1.061***	-0.023	-0.194***	—	中介
$x_1 \rightarrow m_1 \rightarrow y_3$	-0.616***	—	-0.353***	0.765***	-0.346***	—	—	部分中介
$x_2 \rightarrow m_1 \rightarrow y_1$	-0.251*	—	0.982***	0.452***	0.596***	-0.150***	—	部分中介
$x_2 \rightarrow m_1 \rightarrow y_2$	1.001***	—	0.982***	0.028*	0.976***	-0.010***	—	部分中介
$x_2 \rightarrow m_1 \rightarrow y_3$	0.887***	—	0.982***	0.448	0.447	—	—	不显著
$x_3 \rightarrow m_1 \rightarrow y1$	0.995***	-0.063*	0.961***	0.928***	0.149*	-0.223***	—	部分中介
$x_3 \rightarrow m_1 \rightarrow y_2$	0.980***	-0.230***	0.961***	0.767***	0.281***	-0.122***	—	部分中介
$x_3 \rightarrow m_1 \rightarrow y_3$	0.870***	—	0.961***	0.663***	0.234	—	—	中介
$x_1 \rightarrow m_2 \rightarrow y_1$	-0.187	—	-0.250*	1.011***	0.066***	—	—	遮掩
$x_1 \rightarrow m_2 \rightarrow y_2$	-0.251*	—	-0.250*	1.000***	-0.001	—	—	中介
$x_1 \rightarrow m_2 \rightarrow y_3$	-0.616***	—	-0.250*	0.776***	-0.422***	—	—	部分中介
$x_2 \rightarrow m_2 \rightarrow y_1$	-0.251*	—	1.000***	1.705***	-0.711	—	—	部分中介
$x_2 \rightarrow m_2 \rightarrow y_2$	1.001***	—	1.000***	0.249***	0.751***	—	-0.003*	部分中介
$x_2 \rightarrow m_2 \rightarrow y_3$	0.887***	—	1.000***	-11.192***	12.076***	—	—	遮掩
$x_3 \rightarrow m_2 \rightarrow y_1$	0.995***	-0.063*	0.986***	1.138***	-0.128	—	-0.060***	中介
$x_3 \rightarrow m_2 \rightarrow y_2$	0.980***	-0.230***	0.986***	1.108***	-0.111***	—	—	遮掩
$x_3 \rightarrow m_2 \rightarrow y_3$	0.870***	—	0.986***	0.835*	0.046	—	—	中介

注:*、**、***分别表示5%、1%、0.1%的显著水平。

① 注:sj代表方程(1)中三级综合医院比重,cz代表方程(3)中综合医院每千人口卫生技术人员比例。ws代表方程(3)中城镇人口比重。sj、cz、ws在各回归模型中的显著程度不同,在0.05的水平下不显著时被剔除。

来影响院均医药费。按照上述思路同样可验证,医生收入在卫生财政补贴与院均服务费占比关系间只存在中介效应;在医疗服务价格、卫生财政补贴与医药费①间、收入药占比与院均服务费占比间起部分中介作用,即除通过医生收入进行传递外,同时也会通过其他变量起到中介的传递作用。纳入医疗服务价格、院均服务费占比变量的模型中,医生收入前的回归系数不显著,对其进行 Bootstrap 检验。选择 5000 的样本量,在 95% 的置信区间下,中介检验结果包含 0 (LLCI = -0.3179,ULCI = 1.1279),拒绝原假设,即医疗服务价格并未通过医生收入影响医疗费用结构。此外,模型中城镇人口比与医药费显著负相关,表明城镇人口的增长有助于降低医疗费用。

(四)医院收入的中介作用

采用相同的方法对医院收入的中介作用进行检验。当分析门诊次均费用的影响因素时,服务价格和财政补贴的回归系数分别为 -0.271、-0.128,未达到显著水平(0.1),只存在中介效应,即医疗服务价格和卫生财政补贴可完全通过医院收入路径影响门诊次均医药费。同样可验证,医院收入在收入药占比与院均医药费间、卫生财政补贴与院均服务费占比间起完全中介作用,在医疗服务价格与院均医药费间、收入药占比与院均服务费占比间起部分中介作用,其余情况按遮掩效应解释。另外,研究也表明卫生技术人员数量的增长与医药费成负相关。

(五)分析与讨论

1. 研究结论

1)在医药分开影响医疗费用的路径中,医院和医生收入是提升医疗资源配置效率的主要因素

暂不考虑遮掩效应对结果的影响,随着"医药分开"改革的深化,医疗服务价格、财政补助规模的扩大将通过提高医生显性收入、医院

---

① 指门诊次均医药费和院均医药费,下同。

收入总量,对个人医疗费用和社会医疗费用产生作用;药品收入比重降低时,也推动医生和医院收入上涨,进而影响社会医疗费用。同样,医药分开会通过提高医生收入和医院收入调整医药费结构,患者支付的医疗费用更多流向医疗服务而非药品检查领域。因此,理顺医方收入是实现医改目标的关键环节,这一趋势将进一步推动公立医院收入分配制度改革,强化政策效应。

2)从长期看,相较于卫生财政补贴,医疗服务价格的提升对医院和医生收入的激励效果更显著

提高医疗服务价格,调整了医疗机构长期以来的强制性低价政策,完善了医院经费补偿渠道,并打破了原有的政府管制格局。通过发挥价格杠杆的优势,医务人员的劳动技术价值得以充分体现,市场机制被理顺,医院和医生群体的收入水平得以提高。此外,政府投入的直接来源是税收,根本来源是居民消费支出,增加财政补助的政策效应被削弱。但基于当前非市场化条件下政府投入严重不足的情况,仍然需要加大补偿规模。

因此,为提高医疗卫生资源的配置效率,现阶段利用财政补贴改善医方收入状况更有效,而非通过提高医疗服务价格。这是因为,在当前政治经济条件下,财政补贴的手段更加隐蔽。在直接补贴医院和医生收入的同时,引导医院和医生关注医疗服务质量,使其对药品检查领域的利益诉求降低。

3)医院和医生收入的增加,将促使医疗费用进一步上涨

按照原假设,在医药分开政策发挥作用时,医生和医院收入的提高会迫使其调整诊疗行为,避免大处方、收取药品回扣等其他"以药养医"中的不合理现象,从而减轻患者的医疗负担。但实证分析并未支持理论假设,医疗费用反而升高。这种现象可从以下几点来解释:

一是政策的滞后性。① 医药分开的政策理念从制订到全面实施,再到产生效果需要时间,从试点医院扩展到全国公立医院也有一定的时间差。从政策本身来看,各个地区的改革措施有地方特色,钟东波从政策层面上总结为四种模式:包括支付方式改革,推进按病种付费、人头付费和总额付费;收支两条线管理;医院药房独立;以及取消药品加成,实现药品零差率销售。② 不同方案的实施效果有差异化,政策本身也有潜在的局限性,在具体实践过程中存在很多问题。③二是文中假设成立是有条件的,医药分开改革尚处于试水期,目前的改革措施仍处于量变的阶段,即累积性地改变资源要素的禀赋,只有达到某一数值以后,医疗费用上涨现象才能得到有效遏制。其中,影响此峰值最主要的因素之一是财政投入。④ 现阶段的财政补偿缺口依然很大,10 年内政府卫生支出占财政支出比重最高为 6.83%,占卫生总费用比重最高为 2011 年的 30.7%,与国际经验推荐的 40% 的理想投入标准还有一定距离。政府卫生支出严重不足,为弥补收益,医疗机构资金负担只能转嫁到患者身上。此外,制度环境的制约,包括医疗保障制度、经济发展水平、基层卫生服务体系、政府监管、就医习惯等其他因素是否影响此拐点的出现,影响的程度如何有待进一步讨论。三是医疗消费的特殊性是具有不确定性⑤。医疗服务不同于普通商品,疾病本身是一种高风险的成本,患病程度、治疗效果以及

---

① 秦玉琴等:《新世纪领导干部百科全书》第 2 卷,北京:中国言实出版社 2007 年版。

② 史文芳:《卫生部:破除以药养医 探索医药分开四种模式》,http://www.china.com.cn/info/2011-10/12/content_23604596.htm,2011 年 10 月 12 日。

③ 孙玉国:《我国"医药分开"的现状及对策研究——以南京、武汉、常熟为例》,苏州:苏州大学 2009 年硕士学位论文,第 50—52 页。

④ 肖茜、朱昌蕙:《我国医药分业模式分析》,载于《上海医药》2006 年第 2 期;张奇林:《制度的逻辑:中美医疗保障制度比较》,载于《理论参考》2009 年第 6 期。

⑤ Arrow Kenneth J., "Uncertainty and the welfare economics of medical care", *Bulletin of the World Health Organization*, Vol.82, No.2, 2004, pp.141—149.

因患病所发生的医疗费用支出对于某个个体而言都存在不确定性。

4）相较于补贴医生收入，补贴医院收入更能延缓医疗费用的上涨趋势

研究验证了医生或医院收入的增加会直接影响到患者的医疗负担。通过对比两者的效应发现，现阶段对医院的补偿更能延缓医疗费用的上涨。尤其是为优化人均医疗费用，利用服务价格和财政补贴改善医院收入状况更有效。在公立医院"管办不分"的体制下，政府对医生劳动力市场"过度"限制，严重削弱了收入的市场竞争能力。"医药分开"改革最先触及医院的经济利益，其次才能通过分配机制传递给医生。绩效考核结果更多在部门或科室起作用，对个人的激励作用在二级分配上被弱化。[①] 加大对医生的投入，实际上调节了医疗成本的支付结构，而加大对医院的投入，本质上是在增加医疗卫生资源供给，从而影响到市场均衡。两种力量均作用于患者所承担的医疗费用，后者在短期内更具紧迫性。另外，人均医疗成本相较于社会总医疗费用对收入因素更敏感，这是因为当医疗服务的"市场价值"被抬高，原有体制的"逆向补贴"效应（医生通过诱导健康/准健康人群治疗，来补贴真正患者的医药费）被削弱，社会总医疗需求减少，而人均医疗负担增加。[②]

5）城镇化水平的提高、卫生技术人员以及三级医院规模的扩大，会进一步提高医疗卫生资源的供给能力，从而降低医疗费用

根据微观经济学模型，在同样的需求水平下，供给曲线右移，价格均衡点下移，因而有利于缓解当前医疗费用居高不下的局面，这也从医药分开政策之外提供了解决"看病贵"问题的思路。具体的作用机制还需继续讨论。

---

① 陈利权：《公立医院薪酬分配制度的问题分析与解决对策》，载于《中国医院》2007年第6期。

② 徐彪、顾海：《"公立医院收入结构调整"能缓解看病贵吗？——基于预算平衡下的医疗费用控制》，载于《经济与管理研究》2012年第9期。

2. 政策建议

1) 将医院和医生收入作为提升医疗资源配置效率的主要因素

要使得医药分开政策对控制医疗费用起到促进作用,并优化医疗卫生领域的资源配置效率,医院和医生收入是重要的影响路径与转化机制。医药分开改革的重点是调整供给者、需求者和支付者的三方关系,而价格机制是其中的核心。通过医药分开的改革措施以及各种补偿机制的联动效应,调整当前的政府管制模式,进一步扩大医疗服务开放程度,理顺价格关系,提高医生和医院收入的市场化水平。这样,充分释放医疗资源供方的潜能,就能缓解"抑制竞争"格局下的"畸形"医疗费用增长局面。当由市场竞争决定医疗费用价格水平时,"看病贵"等问题便迎刃而解。另外,医药分开改革不是一蹴而就的,需要制度环境的配合。改革医疗支付方式、健全医疗保障体系、完善卫生监管体系等政策措施都应与医药分开协同进行。

2) 将理顺医疗服务价格作为合理化医院和医生收入的主要举措

医药分开可通过调整当前的交易费用结构,扩大医生和医院的显性收入总量,调动医方的工作积极性。相比而言,医疗服务价格的提升已然成为当前改革最紧迫的任务。自2002年1月1日《全国医疗服务价格项目规范》出台以来,医疗服务价格就呈现缓慢上升的趋势,但涨幅依然不够,且各地区的调整效果不同[1]。为改善当前服务价格的扭曲现象,今后应继续加快医疗服务定价的市场化进程,在确定医疗服务价格时以项目成本为依据,更加体现活劳动价值补偿,制定真正适应市场经济的价格体系;为保证政策效果,完善价格调整的评估与监测体系也必不可少。另外,规范医疗服务价格的改革是一项复杂的系统工程,要实现改革目标还需要其他配套措施的协调

---

[1] 结论来源于《中国卫生统计年鉴》相关数据统计。

发展①。

3）当前政治经济条件下，为了防止医疗费用过快上涨，仍需加大政府卫生投入力度，且应侧重对医疗机构的补偿

通过加大医疗卫生资源的动员，缓解当前供不应求的紧张局面，从而使医疗费用在市场竞争中得到有效控制。然而，医生才是医疗卫生系统的根本主导者，医生的诊疗行为是影响交易价格的根源，因此，对医生收入的补偿是政策的终极目标。未来的具体实践中，可进一步改革医院收入分配制度，合理扩大医务人员收入规模，提高绩效工资的比重，重新审视原有绩效管理制度的弊端，完善医生绩效考核指标体系。另外，加大卫生财政补贴的代价是牺牲一部分医疗卫生资源的配置效率，但这种政府失灵具有阶段性，会随着改革的深化得以缓解。

4）通过财政补贴改善医院收入状况，是现阶段延缓医疗费用，尤其是人均医疗费用过快上涨的最直接、最有效的方式

取消药品加成后，为维持公立医院的正常运行，只有财政补偿到位，才能避免服务收费变相增长，从而减轻患者层面的支付压力。这除了要求各级财政确保补助资金足额按时到位，同时应把降低医院交易成本、提高利润水平作为控制人均医疗费用的重点。为此，医院应加强成本核算，通过有序的组织运作，建立一个全院全员互相配合的成本运算与控制体系②，促进效益最大化。

3. 研究局限与展望

笔者以医生和医院收入为中介变量，为医药分开政策影响医疗费用的作用机制提供了一种合理解释。但真正减轻患者医疗负担，回归公立医院"公益性"本质，在中国还远没有实现，需进一步深化改

---

① 吴蓉蓉：《我国现行医疗服务价格的分析研究》，南京：南京中医药大学 2009 年硕士学位论文，第 32—33 页。

② 林颖：《强化成本管理意识，降低医院运行成本》，载于《医药前沿》2013 年第 36 期。

革。由于医药分开改革的覆盖率还很低,本节选取的全国性数据有一定局限性。其中某些指标是由其他指标推算得出,从而产生一定误差。今后可在充分调研的基础上,聚焦不同地区的医药分开改革成效,得出带有地方特色的政策建议。此外,医药分开政策作用于医疗费用的关键性拐点何时出现、出现的前提条件有哪些还需进一步挖掘。最后,医药分开和医疗费用的作用路径是多元化的,这也能从文章里收入变量的部分中介效应得出,因此,继续研究两者的影响机制,探索其他经济社会因素所承担的中介作用或调节作用,具有重要意义。

延 伸 阅 读

"医药分开"需要回归医疗服务产品本质

"医药分开"早在 1997 年开始便由国务院主导实施;2002 年国务院八部委联合发文,提出"解决当前存在的'以药养医'问题";2009 年《中共中央国务院关于深化医药卫生体制改革的意见》,将破除"以药养医"作为关键环节,明确了"医药分开"的改革方向;2015 年国务院发布《关于城市公立医院综合改革试点的指导意见》,提出试点城市所有公立医院"医药分开"。经过近二十年的改革,"医药分开"政策对医疗服务供给及其价格产生了积极的影响,具体包括医疗服务资源配置效率的提高、药占比的下降等。然而,就整个医疗服务市场的供需关系来看,供需之间的巨大差距,反映了"医药分开"政策的局限性。笔者认为,"医药分开"政策也好,"管办分离"也好,都需要通过影响医院和医生收入间接影响医疗服务供给。

目前,"医药分开"政策的"力不从心"主要源自两个分离:一是医方剩余控制权与剩余索取权的分离;二是需求者与支付者角色的分离。前一个分离更多地表现为产权问题,是根本问题,解释了效率不高的问题;后一个分离更多地表现为制度问题,是从属问题,解释了费用较高的问题。两者分离的直接影响是增加了医疗服务市场的特殊性。因此，要想使"医药分开"发挥其设计价值，亟需回归医疗服务本质，弥补两个分离。具体来说，就是要把握关键要素，坚持正确导向，平衡各方利益，扫除制度障碍。

一是把握关键要素，将改善医院和医生收入作为突破口。医生收入分配制度影响整个医疗系统的绩效。"新医改"要从根本上瓦解"以药养医"，就需要将改善医院和医生收入作为医改的重要目标之一。政府应逐步放开对医疗服务市场的管制，尽可能增加医院和医生的选择，通过市场竞争机制、通过供需关系调节，将医疗服务价格、医生收入与当地收入分配状况相协调。参照发达及新兴国家或地区的医疗服务价格水平和医生收入水平，结合医疗服务在我国特定社会条件下的重要地位，划定具有"底线公平"意义的阶段性医疗服务水平，"底线"之上的部分，由医院和医生依据市场规律自行决定。

二是树立正确导向，将理顺医疗服务价格体系作为长久之策。理顺医疗服务价格虽然短期内会增加医疗费用，但从长期来看，将使价格维持在合理的均衡价格上。目前试点的挂号费改革，增设医事服务费、药事服务费等，本质是理顺医疗服务价格的探索。在"医药分开"过程中，理顺医疗服务价格的改革将比财政补助更加有效地改善医院和医生收入。这些举措，为提升医院和医生收入创造了有效条件。

三是平衡各方利益，将财政补贴作为医药分开的主要手段，且侧重补贴医疗机构。政府投入不单单是投入，更为重要的是一种推进制度变革的杠杆。医药分开政策实施之初，取消药品加成将使医院面临比医生更严重的收入亏损，会直接影响到医院的正常经营，短期内财政卫生支出的补助对象应主要指向医院而非医生，从而首先解决医疗服务供给不足、供需缺口巨大的问题。但长期来说，当我国医疗服务市场成熟以及价格体系健全以后，财政卫生补助的对象应该转移指向医生。财政补助医生能够更有效地提升医疗卫生资源配置效率，在解决医疗服务供给不足的基础上实现资源的有效配置。

四是扫除制度障碍,逐步消除不合理的合约形式。目前,医方与政府之间、医院与医生之间存在诸如医生编制问题、职称评定问题、医生自由执业问题、医院与医生间的声誉机制与责任机制等,这些特定的形式,对医院和医生行为都产生了特定的导向。只有顺应历史条件、技术条件的发展,适时改变不合理的合约形式,为医疗服务供给的优化扫除制度障碍,才能更好地使人人共享医疗卫生事业发展的成果。

三、从药交所与医疗费用说起

(一) 相关背景

医疗问题是关乎每个人幸福安康的重要问题,不仅反映了一国居民的生活水平,更反映了国家社会福利制度的效率与公平性。2009 年新医改为我国医疗卫生事业的发展描绘了一幅宏伟的蓝图,明确了公共医疗卫生的公益性质。为了更进一步探索、深化医药卫生体制改革,重庆市药品交易所(以下简称重庆"药交所")挂牌成立,历经 1 年多的酝酿,于 2010 年 12 月 29 日正式上线交易。这是全国首家以政府主导、与市场机制相结合的第三方医药全流程电子交易公用服务平台。重庆药交所对药品的定价权利由政府掌控,政府制定合理的入市价,并规定最终的交易价格必须低于入市价。从 2010 年药交所成立到 2012 年,重庆药交所累计交易量 50 亿元,药品价格平均降幅 28%,最大降幅 80%,节约医药费用近 10 亿元。2012年广州市也效仿重庆市成立了药品交易所,对药价进行管制。

药交所在药品价格控制方面取得了一定的成就。然而,药品费用并不等于百姓看病所付出的全部。一方面,我们不能保证百姓一定能买到这些低价药;另一方面,药品费用只是医疗费用的一部分。因此,重庆药交所对人均医疗费用的影响还有待研究。加之,自 2015年 6 月 1 日起,国家发改委等部门取消了绝大部分药品政府定价,药品实际交易价格主要由市场竞争形成。在新的背景下,重庆药交所政策的经验教训,对药品价格放开政策有怎样的借鉴意义? 重庆药交所政策该如何调整,才能跟上不断发展变化的现实条件? 这些都是本文要研究的内容。

（二）文献回顾

1. 关于医疗费用与人均医疗费用影响因素的研究

在国外的研究中,早期的研究主题多为居民收入水平对医疗费用的影响。结论也比较一致,即居民收入水平对医疗费用的影响总是正向的;有争议的地方在于医疗消费是奢侈品还是必需品。纽豪斯(Newhouse)最先使用截面数据研究 GDP 与医疗卫生支出的关系。[1] 通过选取 1971 年 OECD 国家的数据,对两个变量进行了最小二乘回归,得出医疗卫生为奢侈品而非必需品的结论。而且,更进一步,纽豪斯认为除了 GDP 之外的其他变量均为不重要的变量。之后的很多截面数据研究也都证实了这一结论,如洛伊(Leu)[2]与卡尔耶(Culyer)[3]。

在之后的研究中,越来越多的学者尝试将其他经济变量加入研究范畴。默西(Murthy)和优克普罗(Ukpolo)[4]使用了单位根检验和协整分析的方法。选取的变量包含人均医疗卫生支出、人均 GDP、政府卫生支出、卫生价格指数、每 10 万人口医生数量、老龄化程度等。根据美国 1960 年至 1987 年的数据,检验表明这些变量均不稳定;得出的结论为,卫生服务是必需品,并且人均医疗卫生支出和 GDP、政

① Newhouse J P, "Medical-care Expenditure: A Cross-national Survey" *Journal of Human Resources*, Vol.12, No.1, 1977, pp.115—125.

② Leu R E, "The Public-private Mix and International Health Care Costs", *Public and Private Health Services*, Vol.79, No.2, 1986, pp.251—277.

③ Culyer A J, Wagstaff A, "Need, Equity and Equality in Health and Health Care", *Journal of Health Economics*, Vol.12, No.4, 1993, pp.431—457.

④ Murthy NRV, Ukpolo V, "Aggregate health care expenditure in the United States: evidence from cointegration tests", *Applied Economics*, Vol.26, No.8, 1994, pp.797—802.

府卫生支出、卫生价格指数、每10万人口医生数量、老龄化程度均有长期稳定的均衡关系。不过,由于选取的时间跨度较短,所得到的结论可能并不可靠。克沃密(Kwame.P.Gbesemete)[1]分析了非洲的数据,认为人均 GNP、人均国外援助对医疗费用的影响显著,而出生率、15 岁以下人口比重等因素的影响却并不显著。同时,医疗费用对收入的弹性接近 1。巴尔罗(Barro)[2]对美国营利性医院在医疗市场中的作用进行了研究,认为营利性医院的加入显著降低了诊疗费用。

此外,部分学者在研究方法上进行了创新。西奥(Theo Hitiris)、约翰(John Posnett)[3]使用了面板数据对医疗费用进行研究。西奥首先将国家按收入水平分类,之后选取 GDP、政府财政水平、人口结构、疾病发病率以及政府医疗资助作为影响因素,运用面板数据回归,得出无论何种收入水平的国家,GDP 的影响均显著的结论;其余因素因收入水平的差异而各有变化。贞德山姆(UG Gerdtham)[4]使用 1972—1987 年 22 个 OECD 国家的数据,选取 GDP、通货膨胀指数、公共支出老年人口比率为指标,使用了包括固定效应、随机效应的五种面板数据模型对数据进行研究,得出国家与时间指标应为固定效应,同时,GDP 对医疗支出短期弹性小于 1。也有学者开始意识到诱导需求因素也可以在回归分析中体现。如卢兹米达(Lzumida)[5]引进了

---

[1] Gbesemete K P, Gerdtham UG, "Determinants of Health Care Expenditure in Africa: A Cross-Sectional Study", *World Development*, Vol.20, No.2, 1992, pp.303—308.

[2] Dp Barro, "The Effects of Cardiac Specialty Hospitals on the Cost and Quality of Medical Care", *Social Science Electronic Publishing*, Vol.25, No.4, 2006, pp.702—721.

[3] Hitiris T, Posnett J, "The Determinants and Effects of Health Expenditure in Developed Countries", *Journal of Health Economics*, Vol.11, No.2, 1992, pp.173—181.

[4] Gerdtham U G, Søgaard J, Andersson F, Jönsson B, "An Econometric Analysis of Health Care Expenditure: A Cross-section Study of the OECD Countries", *Journal of Health Economics*, Vol.11, No.1, 1992, pp.63—84.

[5] Izumida N, Urushi H, Nakanishi S, "An Empirical Study of the Physician-induced Demand Hypothesis: The Cost Function Approach to Medical Expenditure of the Elderly in Japan", *Review of Population and Social Policy*, Vol.3, No.8, 1999, pp.11—25.

费用函数对诱导需求的影响,并使用千人均医生人数作为代表诱导需求的变量,得出了诱导需求显著的结论。乔治(George Karatzas)①主要研究了经济、人口、卫生三组变量对人均医疗支出的影响,其中每组变量下细分为子变量集合,对其中卫生服务变量,如家庭护理、住院花费等因素的研究,表明了诱导需求的存在。

近年来,随着研究的进一步深入,相关研究引入的变量更加多元,研究方法也取得了一定的突破。有学者结合患者方面的因素,如患者的心态、患者的健康状况与生活习惯等对医疗费用进行考量。比亚内(Bjarne Jansson)②发现遭受重复性伤害的患者所支付的医疗费用会较高,而这类患者的不良生活习惯会导致重复性伤害。而在政策制定与治疗中,这一点经常被忽视。科希(Koshi Nakamura)③等检验了肥胖现象与医疗费用之间的关系,发现肥胖的人平均所承担的医疗费用也高。瑞安(Ryan D.Edwards)④加入了公共交通变量计量步行以及体育锻炼对肥胖的影响,并进一步描绘了这些变量对医疗费用的影响。布鲁斯(Bruce A.Arnow)⑤对病人的心态以及病人承受的痛苦程度与医疗费用之间的关系进行考量,发现了显著的正相

① George Karatzas, "On the Determination of the US Aggregate Health Care Expenditure", *Applied Economics*, Vol.32, No.9, 2000, pp.1085—1099.

② Jansson B, Stenbacka M, Leifman A, Romelsjö A, "A Small Fraction of Patients with Repetitive Injuries Account for a Large Portion of Medical Costs", *European Journal of Public Health*, Vol.14, No.2, 2004, pp.161—167.

③ Nakamura K, Okamura T, Kanda H, Hayakawa T, Okayama A, Ueshima H, "Health Promotion Research Committee of the Shiga National Health Insurance Organizations. Medical Costs of Obese Japanese: A 10-year Follow-up Study of National Health Insurance in Shiga, Japan", *European Journal of Public Health*, Vol.17, No.5, 2007, pp.424—429.

④ Ryan D, Edwards, "Public Transit, Obesity, and Medical Costs: Assessing the Magnitudes", *Preventive Medicine*, Vol.46, No.1, 2008, pp.14—21.

⑤ Arnow B A, Blasey C M, Lee J, Fireman B, Hunkeler EM, Dea R, Robinson R, Hayward C, "Relationships among Depression, Chronic Pain, Chronic Disabling Pain, and Medical Costs", *Psychiatric Services*, Vol.60, No.3, 2009, pp.344—350.

关关系。彼得(Pieter H.M.van Baal)①认为人均医疗费用与年龄、性别以及所患病的种类有关,并提出了一种计量终生医疗花费的方法。刘磊(Liu L)等②改进了具有随机效应的两阶段模型,使用 US MCO的药品消费数据,针对数据估计的结果表明:对人均医疗费用的关注应该更多地放在病人身上。刘磊的研究主要集中在方法的创新上,其对各种分布模型的引入值得借鉴,而且研究结果支持了将患者作为影响因素考量的想法。娜塔莉·麦考密克(Natalie McCormick)③使用 logistic 回归,发现较低的社会经济地位会导致较高的医疗卫生资源占用。

国内对医疗费用影响因素的研究起步较晚。早期学者主要通过文字性的描述进行研究④;也有少部分学者采取了相对深刻的理论研究,并且与实证分析相结合,如何平平运用协整分析和误差修正模型对我国卫生总费用增长因素进行了实证分析,然而他没有考虑诱导需求的影响。⑤

近些年来,卫生经济学的研究蓬勃发展,许多学者从各个方面对医疗费用影响因素进行探索。有学者从宏观经济与诱导需求两方面

① Pieter H M van Baal,Albert Wong,Laurentius C J Slobbe,Johan J.Polder,Werner B.F. Brouwer,G.Ardine de Wit,"Standardizing the Inclusion of Indirect Medical Costs in Economic E-valuations",*Pharmacoeconomics*,Vol.29,No.3,2011,pp.175—187.

② Liu L,Strawderman R L,Cowen M E,Shih YCT,"A Flexible Two-part Random Effects Model for Correlated Medical Costs",*Journal of Health Economics*,Vol.29,No.1,2010,pp.110—123.

③ McCormick N,Marra C,Esdaile J M,Avina-Zubieta A,"Low Socioeconomic Status at Diagnosis Predicts High Health Resource Utilization and Direct Medical Costs in Systemic Lupus Erythematosus",*Journal of Rheumatology*,Vol.41,No.7,2014,pp.1554—1555.

④ 陈滔、任仁泉:《医疗费用影响因素和健康保险经营风险控制》,载于《财经科学》2002 年第 2 期;王爱荣:《门急诊医疗费用影响因素分析》,载于《中国卫生事业管理》2004年第 1 期。

⑤ 何平平:《经济增长、人口老龄化与医疗费用增长——中国数据的计量分析》,载于《财经理论与实践》2006 年第 2 期。

考虑医疗费用的影响因素。李军山提出根据需求面与供给面两方面考虑医疗费用影响因素的思路。[1] 同时指出,医疗卫生技术进步是影响医疗费用的最主要因素。供给面依托诱导需求理论,主要考虑医疗供给对医疗费用的影响,并且使用每千人口医生人数、每千人口病床数、卫生事业费用占政府支出的比例作为衡量医疗供给的主要指标。需求面包括居民收入、老龄化程度等因素,而医疗技术进步以婴儿死亡率作为代表。李军山对全国1978—2006年的数据进行了协整分析并建立了误差分析模型,分长期与短期对医疗费用增长因素进行了分析,最终得出经济增长与诱导需求因素对医疗费用的影响在长期和短期均十分显著的结论。张亚东的思路与李军山相似,但同时考虑了CPI对医疗行业的影响,得出了医方诱导需求、老龄化等因素对医疗费用十分显著的结论。[2] 也有学者考虑了医疗保险、营利性医院在医疗行业中的作用。丁继红、朱铭来在试论我国医疗保险制度改革与医疗费用增长的有效控制中,认为我国城镇居民医疗保险对医疗费用的影响并不显著,而商业健康保险的发展能够弥补这一不足,抑制医疗资源的浪费。不过,丁继红的分析主要集中在定性分析,结论并没有足够的数据进行支撑。[3] 李林、刘国恩使用固定效应回归,认为营利性医院加入市场竞争有效降低了卫生费用。[4] 同时,李林认为在这其中起作用的主要是工作量指标,而不是床位数、医院数量等指标。王学义、张冲在中国人口年龄结构与居民医疗保健消费中,认为我国老龄化会带动医疗卫生费用的提高,不过,王

---

[1]　李军山:《我国医疗费用增长的影响因素与控制研究》,南京:南京航空航天大学2009年博士学位论文,第4页。

[2]　张亚东,高宪甫,马剑,王四平:《医疗价格过快增长的供需原因与对策》,载于《中国卫生经济》2004年第8期。

[3]　朱铭来、丁继红:《我国医疗保障制度再构建的经济学分析》,载于《南开经济研究》2006年第4期。

[4]　李林、刘国恩:《我国营利性医院发展与医疗费用研究:基于省级数据的实证分析》,载于《管理世界》2008年第10期。

学义认为少儿抚养系数对医疗费用影响并不显著。① 邓国营等增加了医疗机构的属性（公立或民营）作为外生变量，同时，使用门诊费用代表医疗费用，得到目前要加大医疗卫生市场竞争力度、鼓励大型公立医院改革重组的结论。②

2. 关于药交所政策与药品价格政策的研究

关于药交所政策的研究，目前大部分文献停留在定性研究的阶段。孙雪等肯定了重庆药交所在规范药价、防止暗箱操作等方面的成就的同时，也提出了重庆药交所可能会影响企业积极性，同时无法根治以药养医的弊端。③ 邢蓉对重庆药交所的机制进行了比较详尽的介绍，认为药交所对降低药价、保证医院业务运转均十分有利。不过邢蓉并没有提供证据支持这一点。④ 也有学者对药交所的政策影响做了定量分析，杨文等采用 WHO/HAI 标准调查法，调查并比较了2011 年与 2013 年部分基本药物的价格，得出了大多数药品价格均在下降但仍高于国际参考价格 IRP 的结论。⑤

关于我国药品价格政策的研究，一部分文献为定性分析⑥与单纯的理论分析。孙树华采用新制度经济学的理论分析，认为现行药

① 王学义、张冲：《中国人口年龄结构与居民医疗保健消费》，载于《统计研究》2013年第 3 期。

② 邓国营、窦晨彬、龚勤林：《医疗机构性质、医疗费用与服务质量》，载于《 经济评论》2013 年第 1 期。

③ 孙雪、蒲川：《对重庆市药品交易所招标采购模式的评价与思考》，载于《中国药房》2011 年第 44 期。

④ 邢蓉：《重庆药品交易所模式对我院药品采购的影响及建议》，载于《中国药房》2013 年第 9 期。

⑤ 杨文、代涛、陈瑶、白冰：《重庆市基本药物集中采购政策对药品价格的影响机制研究》，载于《中国药房》2015 年第 12 期。

⑥ 陈文、胡善联：《发达国家药品价格管制政策的比较研究》，载于《中国卫生经济》1997 年第 10 期；周寿祺：《药品价格管理改革引发的思考》，载于《卫生软科学》2000 年第 6期；于立、于左、田坤：《论中国药品价高之谜》，载于《经济与管理研究》2007 年第 9 期。

品集中招标采购制度效率不高。① 另一部分文献为定量分析。孟庆跃通过对比 2001 年药品价格政策实施前后药品费用、住院费用的变化趋势,发现了药品价格政策的失灵现象。② 董朝晖对北京市 2001 年实施的抗生素集中招标采购政策进行了分析,主要分析了在政策实施前后,患者所负担的药价的变化与药品价格-需求弹性的变化,发现政策收效甚微,患者承担的药价仍然很高。③ 陈广泰通过问卷调查分析了广东省药品采购模式,结论是利大于弊,但由于医院选药的倾向性等原因,成果尚难惠及老百姓。④ 吴斌珍引入虚拟变量对我国 1996 年以来的历次降价政策作了分析,发现药品价格的下降却伴随着医疗费用的上升,同时对制药企业的经营状况有所影响。⑤ 王竹蓉分析了上海市药品采购模式中存在的问题,认为医改应当改医而非改药。⑥ 综上,药品价格政策失效的原因主要包括两点:一是医院方可以选择性购买高价药,减少低价药的采购;二是制药方可以减少药品生产,或者推出新的高价药代替,从而使得药价政策无法取得相应成果。

可以看出,现有文献少有将药交所政策或药品价格政策的探究,与对医疗费用影响因素的探索相结合。而这正是本节要探究的内容。对于影响因素的选择,不论是国外文献,还是国内文献,均无法

① 孙树华:《药品集中招标采购的制度研究》,载于《中国卫生经济》2002 年第 5 期。

② 孟庆跃、成刚、孙晓杰:《药品价格政策对药品费用控制的影响研究》,载于《中国卫生经济》2004 年第 4 期。

③ 董朝晖、刘国恩、吴晶、吴久鸿:《药品价格政策对抗生素价格的影响:来自北京地区的实证分析》,载于《中国药物经济学》2008 年第 5 期。

④ 陈广泰、郝元涛:《药品采购制度的缺陷与建议》,载于《现代医院》2009 年第 1 期。

⑤ 吴斌珍、张琼、乔雪:《对药品市场降价政策的评估——来自中国 1997—2008 年的证据》,载于《金融研究》2011 年 6 期。

⑥ 王竹蓉:《药品集中招标采购制度研究》,上海:上海交通大学 2011 年硕士学位论文,第 25 页。

回避数据数量较少的问题。本节将利用面板数据解决这一问题。不少文献将影响因素选择的重点,放在病人与疾病种类上,或者单纯的医疗机构上,而这并不利于对政策的评估。本节将参照默西(Murthy)的研究,采用将各种因素相结合的方法。[①] 此外,对于政策的评估,目前对药交所政策的研究还局限于定性分析,即使定量分析也只是对药品价格的比对。因此,笔者将依托上一步建立的理论模型,引入虚拟变量,研究药交所政策在整个医疗卫生服务市场中的作用。

(三)模型设计

1. 理论模型构建

对于医疗费用影响因素的选择,结合默西(Murthy)[②]、巴尔罗(Barro)[③]与李军山[④]的文献,将宏观经济变量、诱导需求与医院的规模等变量综合考虑。建立如下理论模型:

$$PCHS = \alpha + \beta_1 GDP_{it} + \beta_2 DOCTOR + \beta_3 HOSPITAL + u$$

其中,PCHS 表示人均医疗费用指标,GDP 涵盖宏观经济变量指标,HOSPITAL 用于描绘医院的规模,DOCTOR 则指代与医生相关联的诱导需求指标。

2. 指标选取

结合国内外文献,因变量选取人均医疗费用,而自变量的选取指标主要考虑三个方面:宏观经济指标、诱导需求指标与对医院规模的描述。宏观经济指标参考纽豪斯、默西的相关研究,选取人均 GDP

① Murthy NRV, Ukpolo V, "Aggregate health care expenditure in the United States: evidence from cointegration tests", *Applied Economics*, Vol.26, No.8, 1994, pp.797—802.

② Ibid.

③ Dp Barro, "The Effects of Cardiac Specialty Hospitals on the Cost and Quality of Medical Care", *Social Science Electronic Publishing*, Vol.25, No.4, 2006, pp.702—721.

④ 李军山:《我国医疗费用增长的影响因素与控制研究》,南京:南京航空航天大学 2009 年博士学位论文,第41—43 页。

与 CPI,其中,CPI 用于消除通胀的影响。诱导需求指标参考巴尔罗、邓国营与李军山的相关研究,选取医生收入、千人均医疗机构人员数量。医院、卫生院的规模采用床位数以及医疗机构数量等指标描述。[①]

表 7-5　指标及其含义

(1)因变量	
PCHS	各省居民医疗卫生支出
(2)宏观经济变量	
GDP	取各省人均 GDP,衡量收入水平的影响
CPI	居民消费价格指数,用于消除通货膨胀的影响
(3)诱导需求变量	
REV	各省医疗卫生人员平均收入
DOC	各省千人均医疗卫生人员数,分为医生、助理医生与医疗技术人员两部分
(4)医院规模变量	
INS	各省医疗机构数量,分为医院、卫生院以及其他医疗机构如防疫站等两部分
BED	各省千人均医疗机构床位数,同样分为医院、卫生院床位数量与其他医疗机构床位数量两部分

3. 经济计量模型设定

由于各省份之间的差距无法观测,我们选取固定效应模型,假设各因素对人均医疗卫生支出的影响对于省份而言不存在区别。这是合理的,因为诱导需求机制一旦存在,不会因为省份差异而出现非常明显的差别。同时截距项假设具有异质性,即每个省份之间可能存在差别,这也是方便我们后期通过引入虚拟变量对药交所的作用进行分析。

---

① 邓国营、窦晨彬、龚勤林:《医疗机构性质、医疗费用与服务质量》,载于《经济评论》,2013 年第 1 期;李军山:《我国医疗费用增长的影响因素与控制研究》,南京:南京航空航天大学 2009 年博士学位论文,第 43 页。

之后依照所选取的变量,建立固定效应模型:

$$\ln PCHS_{it} = \alpha_i + \beta_1 \ln GDP_{it} + \beta_2 \ln INS_{it} + \beta_3 \ln BED_{it} + \beta_4 \ln DOC_{it} +$$
$$\beta_5 \ln REV_{it} + c + u_{it}$$

其中,INS、BED 与 DOC 作为一个整体代表各类机构数量、床位与医疗卫生人员数量,β_2、β_3 与 β_4 作为向量。

细分来说,医疗机构数量 INS 代表 $INS1$ 与 $INS2$,分别表示医院、卫生院数量与其他医疗机构数量。床位数量 BED 包括 $BED1$(指医院、卫生院千人均床位数)与 $BED2$(其他医疗机构床位数量)。同样的,医生数量 DOC 包括医生、助理医师数量($DOC1$)与医疗技术人员数量($DOC2$)两部分。细分的模型如下:

$$\ln PCHS_{it} = \alpha_i + \beta_1 \ln GDP_{it} + \beta_{21} \ln INS1_{it} + \beta_{22} \ln INS2_{it} +$$
$$\beta_{31} \ln BED1_{it} + \beta_{32} \ln BED2_{it} + \beta_{41} \ln DOC1_{it} +$$
$$\beta_{42} \ln DOC2_{it} + \beta_5 \ln REV_{it} + c + u_{it}$$

(四)实证分析

1. 数据来源

我们所选取的数据来源于中国经济与社会发展统计数据库,包括我国三十个省 1997—2012 年的各项指标数据,由于西藏存在数据缺失问题以及某些指标与其他各省计量方法存在差异,故将其舍去。

2. 数据处理

由于通货膨胀会对 GDP 等数据造成一定影响,故与费用相关的数据如 GDP、人均医疗支出、医生平均收入我们已用 CPI 在一定程度上消除了通货膨胀的影响。为了数据处理的方便,所有指标均已对数处理。

对于面板数据的平稳性检验目前主要有两种方式:一类是同质性单位根检验如 LLC 检验、IPS 检验、Breitung 检验;另一类是异质性单位根检验,例如 ADF-Fisher 检验、PP 检验。我们这里进行多种检验,主要关注 LLC 与 ADF 检验的结果,检验的滞后阶数出 SC 信息准则确定。

表 7-6 各变量单位根检验结果

	LLC	Breitung	IPS	ADF	PP
ln*PCHS*	−11.7089***	−2.56902***	−8.82397***	188.081***	183.844***
ln*GDP*	−6.10791***	3.40631	−1.74403**	72.6260	86.8048**
ln*BED1*	−11.8977***	0.69147	−11.7687***	230.934***	45.4039
ln*BED2*	1.11375	11.9740	8.68715	12.5114	15.3348
ln*BED2*	−19.7009***	−3.91048***	−10.3469***	167.315***	210.814***
ln*INS1*	−60.3842***	1.70579	−25.0894***	169.180***	30.1226
ln*INS2*	−10.5450***	−7.97418***	−6.13822***	136.093***	151.158***
ln*REV*	−13.8827***	−5.24829***	−14.0124***	268.309***	285.400***
ln*DOC1*	−15.0175***	−3.58778***	−19.9927***	338.894***	317.492***
ln*DOC2*	−12.0905***	−6.81340	−4.41710***	107.741***	119.660***

注:数字后面的 * 表示显著性水平,* 表示在 10% 的显著性水平下显著,** 表示在 5% 的显著性水平下显著,*** 表示在 1% 的显著性水平下显著;D 表示差分算符。

检验的结果说明,除了其他卫生机构床位数(ln*BED2*)为 I(1)序列外,其余各变量均为平稳时间序列,故考虑舍去 ln*BED2* 变量,利用其他变量建立面板回归模型。

3. 固定效应模型

由于面板数据难以避免地会存在异方差问题,我们使用广义最小二乘回归进行回归。

$$\ln PCHS = 0.50 * \ln GDP - 0.12 * \ln INS1 + 0.02 * \ln INS2 + 0.08 * \ln BED1 + 0.16 * \ln DOC1$$

T　　　　6.64　　　　−5.30　　　　1.02　　　　2.08　　　　6.48

$$-0.41 * \ln DOC2 + 0.35 * \ln REV - 1.0049529376 + [CX = F]$$

−6.51　　　4.37　　　−2.21　　　$D.W. = 1.43$

$R-squared = 0.95$

注:[CX=F]表明固定效应项,在此不一一列举。

回归结果表明,除了非医院、卫生院的医疗机构变量外,其余各变量对人均医疗费用的影响均显著。模型的拟合优度较高,DW 值也在可接受的范围内。之后,我们将通过引入虚拟变量的方式对药交所对医疗费用的影响进行探究。

4. 重庆药交所虚拟变量的引入

我们将药交所虚拟变量 DMEX 设定为重庆市在 2010 年之后的值为 1,其余为 0。

这里我们模型设定为:

$$\ln PCHS_{it} = \alpha_i + \beta_1 \ln GDP_{it} + \beta_{21} \ln INS1_{it} + \beta_{22} \ln INS2_{it} + \beta_{31} \ln BED1_{it}$$
$$+ \beta_{41} \ln DOC1_{it} + \beta_{42} \ln DOC2_{it} + \beta_5 \ln REV_{it} + \beta_6 DMEX +$$
$$c + u_{it}$$

同样地,我们使用 GLS 进行估计,估计的结果为:

$$\ln PCHS = 0.50^* \ln GDP - 0.12^* \ln INS1 + 0.02^* \ln INS2 +$$
$$0.09^* \ln BED1 + 0.1^* \ln DOC1 -$$

T   6.55   −5.22   1.04   2.10   6.60

$$0.41^* \ln DOC2 + 0.35^* \ln REV - 0.1^* DMEX - 1.02 + [CX = F]$$

−6.44   4.39   −2.36   −2.21 $D.W. = 1.44$

$R\text{-}squared = 0.95$

我们最终的模型如下:

重庆药交所政策实施之前:

$$\ln PCHS = 0.50^* \ln GDP - 0.12^* \ln INS1 + 0.02^* \ln INS2 +$$
$$0.09^* \ln BED1 + 0.1^* \ln DOC1 - 0.41^* \ln DOC2 +$$
$$0.35^* \ln REV - 1.02 + [CX = F]$$

重庆药交所政策实施之后:

$$\ln PCHS = 0.50^* \ln GDP - 0.12^* \ln INS1 + 0.02^* \ln INS2 +$$
$$0.09^* \ln BED1 + 0.1^* \ln DOC1 - 0.41^* \ln DOC2 +$$
$$0.35^* \ln REV - 1.03 + [CX = F]$$

我们的回归变量中,其他类医疗机构(INS2)对人均医疗费用的影响不显著,剩余变量均十分显著。而且,拟合优度与 DW 值也说明了模型的正确性。

估计的结果表明,引入药交所虚拟变量之后,对其他解释变量前面系数的估计值影响不大。这说明,我们所考虑的各种因变量对人均医疗费用的影响并不会因为省份的差异与时间的差异而发生巨大变化,它们的影响一直都是存在的。

综合这两次的估计结果,我们可以发现:

(1)对于 *GDP*,其系数为 0.5,故可说明医疗卫生服务在我国是居民生活所必须的产品。另一方面,人均 GDP 的提升也会对医疗费用的提高起到一定的助推作用①。

(2)对于医疗卫生机构变量,首先看医院与卫生院的数量,负的系数表明医院与卫生院数量的增加会对人均医疗费用产生负向影响,而其他医疗卫生机构对人均医疗费用的影响并不显著。

(3)对于医院所提供的床位数,本节的估计结果表明,千人均床位数的增加会提高人均医疗费用。这在一定程度上反映了诱导需求的影响。

(4)对于医师数量与其他医疗卫生人员数量,两者对医疗卫生费用的影响均显著,但两者的影响却截然相反。对于医师以及助理医师数量,医生数量增加提升了医疗卫生费用,而增加护士、护工以及其他医疗技术人员的数量会降低医疗卫生费用。

(5)对于医生收入对医疗支出的影响,提高医生收入增加了医疗卫生支出,这似乎与诱导需求理论相悖。不过考虑到我国目前医生收入偏低的大背景,现在即使提升医生收入,如果没有达到一定程

① Gerdtham UG,Søgaard J,Andersson F,Jönsson B,"An Econometric Analysis of Health Care Expenditure: A Cross-section Study of the OECD Countries",*Journal of Health Economics*,Vol.11,No.1,1992,pp.63—84;Hitiris T,Posnett J,"The Determinants and Effects of Health Expenditure in Developed Countries",*Journal of Health Economics*,Vol.11,No.2,1992,pp.173—181;Murthy NRV,Ukpolo V,"Aggregate health care expenditure in the United States: evidence from cointegration tests",*Applied Economics*,Vol.26,No.8,1994,pp.797—802.

度,或者说医生的心理预期,医疗费用上涨的趋势将难以缓解。

(6)而对于虚拟变量 $DMEX$,系数为负,并且显著不为零,说明重庆药交所政策在一定程度上降低了居民医疗支出。但是,我们也应该注意到医生收入的提高会增加居民医疗支出。由估计结果来看,药交所的存在似乎没有降低医生的收入,但重庆药交所的确会对医疗费用产生负面的影响。造成以上现象的原因,一方面是我们还并不清楚重庆药交所对医生收入的影响,另一方面是因为重庆药交所的影响局限于重庆市内。因此,有必要单独摘取重庆市的数据,做进一步的分析。

5. 以医疗卫生服务人员收入为中介变量对药交所的作用进行探索

中介变量考虑了自变量 X 对因变量 Y 的影响,当 X 通过某个变量 M 对因变量 Y 产生影响时,我们称 M 为中介变量。在重庆药交所成立之后,由于药价的变化会对医疗人员工资产生一定冲击,进而通过诱导需求因素影响医疗费用,于是,我们建立模型如下:

$$\ln PCHS_t = \alpha_1 + cDMEX_t + u_1$$

$$\ln REV_t = \alpha_2 + aDMEX_t + u_2$$

$$\ln PCHS_t = \alpha_3 + c'DMEX_t + b\ln REV_t + u_3$$

方程 $\ln PCHS_t = \alpha_1 + cDMEX_t + u_1$、$\ln REV_t = \alpha_2 + aDMEX_t + u_2$ 表示重庆药交所对于医疗费用与医生收入均会产生一定影响。同时,方程 $\ln PCHS_t = \alpha_1 + cDMEX_t + u_1$ 表示重庆药交所对医疗费用影响的直接效应;方程 $\ln REV_t = \alpha_2 + aDMEX_t + u_2$ 表示重庆药交所对医生收入影响的中介效应;方程 $\ln PCHS_t = \alpha_3 + c'DMEX_t + b\ln REV_t + u_3$ 对两因素的总效应进行刻画。

在这里我们选取的数据为重庆市 1997 年至 2013 年的 $PCHS$、REV,$DMEX$ 在这里表示为:

$$DMEX_t = \begin{cases} 0 & t \leqslant 2010 \\ 1 & t > 2010 \end{cases}$$

估计结果如下：

$$\ln PCHS = 6.17 + 0.78 * DMEX$$
$$\text{T} \quad (46.86) \quad (2.51)$$

$$\ln REV = 9.64 + 1.26 * DMEX$$
$$\text{T} \quad (61.44) \quad (3.37)$$

$$\ln PCHS = -1.69 - 0.24 * DMEX + 0.82 * \ln REV$$
$$\text{T} \quad (-3.30) \quad (-2.33) \quad (15.36)$$

则，有 $\hat{c} \neq 0$ 且 $\hat{a}\hat{b} \neq 0$，更进一步，有 $\hat{c}' \neq 0$。

即重庆药交所对卫生费用影响的直接效应显著，同时对医生收入影响的中介效应显著。

由于方程 $\ln PCHS = -1.69 - 0.24 * DMEX + 0.82 * \ln REV$，$\text{T} \quad (-3.30) \quad (-2.33) \quad (15.36)$ 中 DMEX 与 lnREV的系数均显著，故为间接中介效应。中介效应显著，表明重庆药交所通过影响医生收入从而影响医疗费用的变化。另一方面，由于是间接中介效应，故重庆药交所自身对医疗费用也有一定的影响。

再看系数的影响。首先，方程 $\ln PCHS = 6.17 + 0.78 * DMEX$，$\text{T} \quad (46.86) \quad (2.51)$ 中，重庆药交所前系数为正，表明重庆药交所的存在并未降低医疗费用。

其次，在方程 $\ln REV = 9.64 + 1.26 * DMEX$，$\text{T} \quad (61.44) \quad (3.37)$ 中，重庆药交所的出现，对医生收入有正的影响，这并不符合我们的预期，但结合前面医生收入的增加反而促进了医疗支出增长的结论，说明医生面对药价的降低仍然找到了别的方式提升自身收入（如诱导需求）。但是，收入水平却并未达到某个预期标准。方程 $\ln PCHS = -1.69 - 0.24 * DMEX + 0.82 * \ln REV$，$\text{T} \quad (-3.30) \quad (-2.33) \quad (15.36)$ 表明重庆药交所在一定程度上对医疗费用的影响是降低的，但由于医生收入的中介效应，使得重庆药交所的存在并未显著降低费用，一定程度上反而促进了医疗费用的上升。

（五）研究结论与建议

1. 研究结论

（1）对于医疗卫生机构而言,在其他条件不变的情况下,增加医院、卫生院这类医疗机构的数量,是降低人均医疗费用最有效且最实际的方式。这与巴尔罗、李林以及邓国营的结论类似。[①] 而对于其他卫生机构如防疫站等,则对医疗费用的影响比较微弱。医院、卫生院这类医疗机构主要由国家扶持,占用国家大量医疗资源,在患者心目中的形象与口碑也是其他医疗机构无法比拟的。这类医疗机构的增加会促进整个医疗卫生服务行业的竞争,从而降低人均医疗费用。防疫站等医疗机构对医疗费用的影响微弱,可能是因为这些行业的特殊性,它们并不参与大多数患者的医疗支出。而且,如果增加这部分医疗机构的数量,依照前面的分析,仍会降低医疗费用。

（2）对于医院以及卫生院的床位数的影响,在其他条件不变的情况下,这类资源数量的增加,会增加人均医疗支出。医疗机构的增加会分散医疗资源。但是,保持医疗机构数量不变,床位的增加往往更集中于掌握优质资源的大医院。尽管医院数量的增加本身会使床位增加,但除此之外大医院本身也在增加床位,这就在一定程度上限制了患者的选择。另一方面,类似于李军山所提到的,这也表明了某种诱导需求的因素,即有多少床位则有多少患者入住,即使患者可能并不需要这个床位。这不仅增加了人均医疗卫生支出,也造成了优质的医疗卫生资源浪费。[②]

---

① Dp Barro, "The Effects of Cardiac Specialty Hospitals on the Cost and Quality of Medical Care", *Social Science Electronic Publishing*, Vol.25, No.4, 2006, pp.702—721;李林、刘国思:《我国营利性医院发展与医疗费用研究:基于省级数据的实证分析》,载于《管理世界》2008年第10期;邓国营、窦晨彬、龚勤林:《医疗机构性质、医疗费用与服务质量》,载于《经济评论》2013年第1期。

② 李军山:《我国医疗费用增长的影响因素与控制研究》,南京:南京航空航天大学2009年博士学位论文,第4页。

（3）人均医疗费用会随着医生、助理医师数量的增加而增加。类似于床位，医生、助理医师更有可能集中在大型医院。因此，医生数量的增加不会使得医疗资源得以分散，不会缓解当前看病难的现状。另外，对于医生而言，这也反映了诱导需求的影响。医生数量增加会增加医生诱导需求的动力，也就加剧了"看病贵"的现象。

（4）在其他条件不变的情况下，增加护士、护工以及其他医疗技术人员的数量，是降低人均医疗费用的另一个有效手段，但是难度较大。类似于医疗卫生机构数量，护士、护工及其他医疗技术人员数量的增加，有利于供给和竞争的增加，进而使得医疗卫生服务价格下降。

（5）在其他条件不变的情况下，医生平均收入的增加会增加医疗费用，但影响较小。在这里，笔者所提出的解释是，由于我国医生收入总体偏低，医生不得不通过各种方式来增加自己的收入。虽然随着我国经济发展水平的提升，医生收入也得到了一定程度的提升。但这种提升还没有达到合理水平，或者说，没有达到医生的心理预期。因此，医生仍然会选择通过各种方式提高自己的收入，诱导需求仍然存在。

（6）在其他条件不变的情况下，重庆市药交所不仅降低了药价，也降低了人均医疗费用。但这不能掩盖医生所起到的作用。医生收入中介作用的存在，使得重庆药交所并不能发挥自己的全部作用，仍然有部分医疗资源，在这个过程中被浪费。

2. 政策建议

（1）放开医疗资源的供给。动员各种力量，大力增加医院与卫生院的数量，这是目前降低人均医疗费用最有效的举措。突破国有大型公立医院的医疗资源的垄断，患者才能享受到更好、更优质的医疗资源，我国才能逐步走出"看病难，看病贵"的困境。

（2）合理调整医务工作者内部结构。将增加护士、护工以及其他医疗技术人员数量作为控制人均医疗费用的手段之一。通过更专业的结构划分，限制医务工作者的诱导需求倾向；通过结构调整，发挥竞争在控制诱导需求方面的作用。

（3）倡导医生自由执业并提供保障。当前医生对医院的依赖程度较高，一方面是因为公众对私利医院的认可程度不高，医生不会冒险独立经营小型医疗机构；另一方面，由于编制的计划性，医生在医院内部的竞争激烈，限制了医生本身的发展。因此，需要倡导医生自由执业，为患者与医生提供更多的选择。而且，医生自由执业应该建立在医院与卫生院数量增加的基础上，而不是原有大型医院的规模扩张。

（4）合理增加医生收入。政府政策的制定应该将对医生收入的影响纳入考量范围之内。重庆药交所的问题在于忽视了医生在资源配置中的作用。当今提倡的药价放开政策，使得药品价格回归了市场竞争，却没有提及医生收入在这其中的变化。如果不能使医生的收入得到合理地提升，药品价格的市场化也将难以控制医疗费用的上涨趋势。

3. 研究的局限性与未来研究方向

在研究过程中也存在一些局限：一是由于药交所政策实施的年份较近，数据相对缺乏，采用面板数据仅在一定程度上解决了这一问题；二是研究发现对于医疗资源供给的增加，存在诱导需求与竞争两种效应，但缺乏对两种效应的量化比较，未来可尝试对两种效应进行量化研究，以提出控制人均医疗费用的更为具体的政策建议；三是研究认为医生收入在达到合理水平前，重庆药交所政策或药品价格政策难以发挥其控制医疗费用的作用，但对于医生收入的合理水平并未给出估计值或范围，未来可在这方面进行深化研究。

第四节　保险市场

一、医疗保险制度市场参与的国际经验

从全球范围看，各国的医疗保障制度均面临着较大的改革压力。从改革的方向看，引入竞争、引入市场机制已经成为普遍的趋势。从

医疗保障的需求面来看,为了提高医疗保障体系的运营效率,部分医疗保险制度引入市场参与,在医疗保险制度的不同环节引入商业机构参与其中,通过市场机制的作用,以及公立组织和私立组织之间的竞争行为,推动医疗保障运行效率提升、促进服务质量的改善。从医疗保障的供给面来看,为了提高医疗机构的服务效率和服务质量,各国在医疗服务体系的不同层级引入民营组织和市场化机构,他们和公立组织共同承担医疗服务的供给。例如英国的全民医疗保险体系中,初级医疗层级由全科医生提供服务,履行守门人的职责,这一群体是高度市场化的;在二级医疗服务层级,私立医院与公立医院并存。从全球的范围看,在医疗保障制度改革中,市场参与无疑对于制度运行效率提升起到了重要的作用。

根据目前国际上普遍认同的分类标准,可将医疗保险制度模式分为三类:以英国为代表的全民医疗保障模式、以德国为代表的社会医疗保险模式、以美国为代表的商业医疗保险模式。①

(一)英国全民医疗保障模式的市场参与分析

在全民医疗保障模式中,政府直接参与医疗服务提供,对医疗服务资源和设备拥有控制权;参保人的选择受到严重限制。全民医疗保障模式以全体公民为医疗保障的对象,拥有较高的医疗保障覆盖面。但是由于政府全民参与到医疗保障的各个环节,缺乏市场机制的作用,致使这类模式的医疗服务提供效率较低、医疗服务质量较差,这也成为改革的重点。由于全民医疗保障模式中的计划和管理因素较强,因此市场参与的目的在于推动市场竞争。例如,医疗服务提供方面引入商业组织,并推动公立医疗机构走向民营化和法人化,通过商业组织的管理机制推动效率提升。这种制度类型下,参保人

---

① 顾昕:《走向有管理的竞争:医保经办服务全球性改革对中国的启示》,载于《学习与探索》2010年第1期;蒋菲:《国际医疗保障制度市场参与改革的经验及启示——以美、英、德为例》,载于《特区经济》2012年第9期。

的选择空间较小,全民医疗服务参与主体的整合度较高,参与主体的竞争性较弱。因此,从"选择性+竞争性"的视角,可将其归为"低度选择性、低度竞争性"类型。

从表面上看,改革之前的英国全民医疗保险体系面临的主要问题是医疗服务质量和效率低下。而反映出的根本问题在于医疗保险体系中医疗设施、医疗服务提供和医疗服务购买高度集中于国家,由此形成庞大而复杂的等级化体系,由于缺乏激励机制、竞争机制,再加之官僚成本高昂,最终导致体系运行效率低下的结局。由此可见,创建内部市场、推动市场主体参与、形成市场机制,正是英国全民医疗保险体系改革的核心所在。

1. 内部市场改革——从公共集成走向公共契约

为了解决全民医疗保险体系面临的诸多问题,英国政府于1991年正式开始在全民医疗保险领域引入内部市场改革。

(1) 医疗服务的筹资、购买和提供的分离——公共集成的解构

在公共集成模式下,医疗服务购买者与提供者并没有分开,全民医疗体系实际上是一个庞大的等级化体系。英国的内部市场改革,首先是这种模式的解构,将原来混为一体的医疗服务的筹资、购买和提供分开。

① 高度集中的医疗保险筹资走向分散化、分权化。医疗服务的筹资者从原来单一的 NHS 体系变成了地方化、分权化的卫生局。

② 医疗服务购买全部外包给多元主体。这个多元的购买者由地段卫生局(DHAs)、全科医生基金持有者(GP Fundholders)、家庭医疗卫生局(FHSAs)等组成。其中,全科医生基金持有者是新引进的,是那些能够提供各种大量初级服务、有经验的全科医生的联合体,可以从地段卫生局获得基金。

③ 医疗服务提供者的独立性增强。一方面,原有的公立医院保留公立身份,与政府卫生部门脱钩,成为独立核算、自我管理与经营的国有自治组织。为增强市场竞争能力,降低交易成本,医院、救护

车队、社区医疗服务机构等结成全民医疗服务联合体（NHS Trusts）。另一方面，全科医生被赋予更大的职责，在继续为参保人提供初级医疗服务的基础上，可结成全科医生联合体；当签约参保人达到5000人以上时，可成为全科医生基金持有者，获得医疗服务购买者地位，代参保人选择购买医院专科服务。

（2）内部市场竞争机制的引入——公共契约的形成

将公共集成模式解构之后，在医疗服务购买者与提供者之间引入契约化安排，通过赋予参保人选择的权利，引入竞争机制。在明确参与主体的独立地位和职责之后，医保体系将在竞争中运行。

参保人拥有自由选择全科医生的权利，为整个竞争机制注入运行动力；全科医生之间通过提高服务质量和效率展开竞争并获得参保人的认可，竞争能力强的全科医生还可以获得医疗服务购买者的资格；由医院为主组成的全民医疗服务联合体作为医疗服务的提供者，必须通过相互间的竞争赢得与服务购买者（地段卫生局和全科医生基金持有者）的服务合同，获得运营和补偿资金。由此，通过将购买与提供相分离，形成了一个全科医生、医院等服务提供者相互竞争，争取参保人、赢得合同的内部市场竞争机制，以提高效率、提升服务为目的的内部市场改革成效显著：一是内部市场改革带来了卫生部门效率提升。据统计，改革之前的十年间，卫生部门的效率增长率为1.5%，改革之后的四年间，卫生部门的效率增长率达到了2.5%，加快了1个百分点。二是内部市场改革带来了服务质量的提升。改革之前广为诟病的等待时间长等问题得到了有效缓解。以平均住院时间来看，据统计，1990年平均住院时间为15.6天，1995年下降为5.7天；以平均等待住院时间看，1988年为9个月，1996年为5个月；等待时间超过一年的参保人，从20万人降至5000人。

2. 引入私营主体——市场参与向深入推进

英国引入内部市场的改革，走出了全民医保制度运行的市场参与的第一步，并取得了较好的效果。在此背景下，英国社会和民众对市场参与的认同度逐渐提高,并期待继续深入推进市场参与,进一步提升制度运行效率。为此,2010 年 7 月,英国卫生部发布《平等与卓越:解放国民健康系统》(Equity and excellence:Liberating the NHS)的白皮书,2011 年 1 月 19 日,英国政府向国会提交了新的《健康和社会保健法》草案,政府继续引导推动全民医保体系改革。此次改革的主要方向是减少政府在卫生管理中的职责,鼓励私营机构的参与,同时赋予全科医生更大权力。改革的目标是进一步提高医疗保险制度的运行效率,以及降低管理开支。据估计,法案的实施将使 NHS 每年节省开支 17 亿英镑,同时减少 NHS 体系内管理岗位的雇员数量。根据英国政府提交的《健康和社会保健法》草案,改革的主要措施有两点:一是全科医生被赋予更大权利,并深入参与医疗保险管理。英国将撤销 151 家初级卫生保健信托机构(Primary Care Trusts),成立家庭医生联盟。由全科医生和新组建的全科医生联盟负责为患者安排就诊医疗机构,决定近 80%的卫生预算的使用。由此,全科医生被赋予更大的权利,参与到医疗保险管理中,以提高医疗服务水平。二是引入私营部门,强化医疗服务提供者的竞争。改革方案规定,私营医疗机构、志愿者组织将能够与国家服务体系定点医院一样在 NHS 体系内提供医疗服务。这将进一步开放全民医疗保险服务体系,为参保人和医疗服务购买者提供更多选择,并进一步加强医疗服务提供者之间的竞争,提高医疗服务质量和效率。

(二)德国社会医疗保险模式的市场参与分析

在社会医疗保险模式中,政府一般通过立法推行医疗保险制度,并组织医疗保险机构参与医疗保险经办管理。医疗服务的提供由公私双方共同承担。参保人具有一定的选择性。这种模式的覆盖面广泛,仅次于全民医疗服务体系。它面临的主要问题是医疗费用上涨的压力。这是其市场参与改革的重心。在这种模式的运行中,既有政府主导的因素,同时市场也在发挥一定的作用。市场参与的重点是在若干核心环节引入市场机构,并通过赋予参保人自由选择权,促进医疗服务机构加强医疗服务费用控制。这种制度类型下,参保人具有一定的选择空间。社会医疗保险制度存在多付款人,他们之间的竞争性在逐渐增长。因此,从"选择性+竞争性"的视角,可将其归为"中度选择性、中度竞争性"类型。

对于德国的社会医疗保险制度而言,政府的管理和计划性色彩虽然不如英国的全民医疗强烈,但是比美国的竞争性、市场化体系要强一些。因此,德国改革的重点放到了推动市场竞争上。

1. 不断扩大参保人的选择空间

在德国的社会医疗保险制度的市场化参与改革中,增加和扩大参保人的选择,是增进参保人福利、促进竞争的重要手段。20世纪80年代末以来的改革中,涉及多项参保人选择权,主要有四个方面。

1) 对法定疾病保险机构的选择

在1989年的改革中,赋予特定收入水平以上的蓝领工人自由选择和退出疾病保险机构的权利。在1993年的《医疗服务结构法案》(Gesundheits Struktur Gesrtz,GSG)中,将拥有选择权的参保人范围进一步扩大,允许一般参保人每年变更一次疾病保险机构(从1996年起)。所有普通地方疾病保险机构都有义务接受每一位申请者,企业性质和行业性质的疾病保险机构自行决定准入条件。

2) 在不同的偿付中自由选择

在1996年的改革中,法定疾病保险机构引入商业医疗保险管理办法,允许参保人在"无赔付返还"、起付线、比例共付等措施中自由选择,增加了制度的灵活性。

3) 在多种收费标准和服务供给形式中自由选择

2006年的改革中,赋予参保人在法定疾病保险机构提供的多种收费标准、合同类型和服务供给形式中自由选择。这些不同的收费标准是疾病保险机构根据投保人的偏好制订的。

4）在法定疾病保险机构和私人疾病保险机构自由选择

2006年的改革中，私人保险机构被要求提供和法定疾病保险待遇类似、保费不超过法定医保标准的基本医疗保险项目，同时要求商业保险机构不得拒保，不能收取额外风险附加保费。这些规定为参保人在公私保险机构间选择提供了前提条件。

2. 在法定疾病保险机构之间引入竞争机制

在改革之前，德国社会医疗保险的经办机构——法定疾病保险机构之间缺乏竞争关系，也未对医疗服务提供者的服务价格与质量形成有效的控制和约束，使第三者支付形同虚设，是医疗费用支出居高不下的重要因素之一。在20世纪80年代末以来的医保改革中，德国特别重视通过制度设计，通过增加法定疾病保险机构之间的竞争性，进而对医疗服务提供者形成费用控制压力，起到提高社会医疗保险服务质量、降低服务成本的目的。

1）统一各类法定疾病保险机构的风险基础，为公平竞争奠定基础

德国社会医疗保险并没有统一的经办管理机构，由分散的不同类型的法定疾病保险机构履行组织和管理职能。全国共有8大类、360家法定疾病保险机构。为了在法定疾病保险机构之间营造公平竞争的环境，德国采取以下措施：

（1）引入风险结构平衡机制，消除机构之间的区域和行业差异。在2006年德国医保改革之前，由于地区和行业的差异，法定疾病保险机构之间保费水平差异较大，同时法定疾病保险机构之间的保险保障项目基本趋同，这就构成了不同类型机构之间的壁垒，增加了相互竞争的难度。为此，在1993年的改革中，德国在法定疾病保险机构中引入风险结构平衡机制，将全国的法定疾病保险机构分为东部和西部区域，然后对每个区域内机构的参保人进行风险整体评估，从参保人的性别、收入、年龄及家庭负担等因素考察整个机构的风险，并按照风险高低进行排序。最后从风险较低的机构提取一部分资金

对风险高的机构进行补偿,从而使机构所承保风险与形成的医疗保险基金相匹配。

(2)推行以疾病为导向的风险结构平衡机制,消除疾病因素的影响。在2006年的改革中,德国在风险结构平衡的基础上,考虑参保人患病因素的影响,引入以疾病为导向的风险结构平衡制度。在对法定疾病保险机构进行参保人风险评估时,以是否患指定疾病作为增减疾病基金的重要依据,以充分考虑参保人患病率的差异对医疗支出的影响,确保疾病保险基金在各法定疾病保险机构之间公平分配。这种评估机制基本消除了机构之间的风险差异,为机构竞争提供了公平的起点,并能够避免数量竞争中进行风险选择,有助于引导机构将竞争重点放在改善服务上面。

(3)设立卫生基金,引导法定疾病保险机构公平开展服务竞争。根据2006年的改革方案,德国于2009年1月1日正式引入卫生基金模式为法定疾病保险筹资,以强制性医保缴费和政府税收为资金来源。由卫生基金根据承保人数、参保人风险特征向法定疾病保险机构拨付统一人头费和风险平衡费,从而为保险机构提供公平竞争的环境,也避免了保险机构的风险选择行为。

2)参保人自由投保、私营保险机构参与竞争,为法定疾病保险机构之间的竞争提供外在的动力

在为法定疾病保险机构之间的竞争创造公平环境之后,德国又通过扩大参保人空间、引入私营机构等方式,为竞争的开展提供新的动力。

(1)取消参保人投保限制,鼓励保险机构竞争参保人。德国的法定疾病保险机构是按照行业和地域分布的。原则上,参保人需要根据其居民身份或行业参加相应的疾病保险机构,不能自由选择参加法定疾病保险机构。这种身份限制无疑不利于保险机构之间的竞争。1996年,根据德国健康改革法案,参保人可以自由选择法定疾病保险机构。由此,法定疾病保险机构的参保对象不再固定地针对

某一类人群,这也促使不同保险机构的风险结构趋同、费率差异逐渐缩小,为保险机构之间竞争参保人提供了前提条件。

(2)准许私营保险机构提供基本保险项目,与法定疾病保险机构进行竞争。根据2006年的改革方案,从2009年1月1日起,德国的私营医保公司须提供和法定医保待遇相似、保费不超过法定疾病保险标准的基本保险项目。对于潜在参保人,私营保险公司不得拒保和征收附加风险保费。

3. 促进法定保险机构对医疗服务提供者的监督

德国法定疾病保险机构之间竞争的压力,已经通过保险机构对医疗服务的采购行为传导至医疗服务提供机构,从而对医疗服务价格控制起到了良好的作用。

一方面,整合法定保险机构力量,提高与医疗服务提供者的谈判效果。根据2006年的改革方案,要将七类疾病保险机构各自的最高协会合并为一个全国性的组织,统一代表所有法定疾病保险机构进行谈判。另一方面,直接对药品价格实施控制,并引入药价评估机制。在1989年的改革中,针对药商的药品定价,引进药品参考价格,对每组药品都订出参考价,该价格实际就是医保所允诺偿付的药品价格,超出须自付。在2006年的改革中,允许疾病保险机构同药品生产商就药价进行折扣合同谈判,促使药品竞争压价;此外,在药物供应中引入成本—药效—评价机制,在开新药的时候,需征询另外一个医生的意见,以充分评估该药的性价比和安全性。

(三)美国商业医疗保险模式的市场参与分析

商业医疗保险模式以市场为主导,主要通过私人医疗保险解决医疗保障问题。政府只负责特殊人群的医疗保障,很少插手医疗服务事务。这种模式的主要问题是医疗保险覆盖面相对前两种模式要低。此外,医疗保障费用开支巨大,公平性较差。由于这种模式本身已经是高度竞争性、市场化的体制,因此改革重点在于融入更多的管理和计划的成分。例如,美国出现的各种管理医疗组织,自发约束和控制费用上升;同时,不断扩大对社会相关群体的医疗覆盖,尝试建立覆盖全国公民的医疗保险网络。这种制度类型下,参保人的选择空间最大,不同类型的参与主体围绕参保人展开竞争,但竞争的方向主要集中在风险选择方面,政府介入有限,无法保证制度的公平性。因此,从"选择性+竞争性"的视角,可将其归为"高度选择性,高度竞争性"类型。

美国高度竞争性和市场化的医疗保险市场,所出现的看病贵、未覆盖面较大的问题,表面上看是医疗保险市场过度竞争、政府的介入力度不够导致的。而实质上,恰恰是市场机制作用发挥不充分和市场竞争缺乏合理引导的结果。因此,美国医疗保险制度改革的核心思路是在坚持市场主导的前提下,通过引入管理和计划,理顺和完善市场机制、充分发挥供需双方平等竞争对市场的导向作用,从而实现医疗服务价格下降、效率提升。

1. 改革的基本思路

在美国医疗保险体系的参与主体中,医疗保险商之间处于市场竞争状态,彼此之间为参保人展开激烈竞争,而其竞争的焦点是对参保人的风险选择。医疗服务提供商则处于相对竞争不足的状态,其根本原因在于医疗服务的供给者和需求者之间缺乏有效的制约机制,从而无法将医疗服务质量与价格和医疗服务需求联系起来。一方面,医疗保险参与主体缺乏控制医疗费用的动机和激励,导致医疗服务提供者的诱导需求行为得不到有效制约;另一方面,参保人分散的过度的选择自由,严重削弱了需求者群体在医疗服务市场的询价和谈判能力。

根据以上分析,美国医疗保险改革的重点将是通过合理的机制设计,借助医疗服务需求者的力量,实现对医疗服务提供者的有效控制与激励。而美国的改革实践则是通过限制参保人的选择权利,尤其是自由择医的权利,以增强需求者群体在医疗服务谈判中的地位;通过结盟或兼并等方式,将医疗服务提供者拉上医疗保险商的战车,参与市场竞争。这也是管理医疗的实质。

2. 管理医疗及其主要形式

根据美国医学协会的定义，管理医疗"由公共或私人支付者，凭借事先的、协调性的审核手段，运用财政激励和惩罚措施，参与批准参保人所享用的服务，或向其推荐服务或服务机构，以达到控制管理医疗参保人求医途径和限制其医疗服务利用的（医疗保险形式）"。

管理医疗是将医疗保险中的付费者和医疗服务提供者合二为一，通过各种形式实现一体化。作为管理医疗的组织载体，它主要包括健康维护者组织（Health Maintenance Organization，HMO）、优惠提供者组织（Preferred Provider Organization，PPO）、计点服务计划（Point-of-service Plan）。在这些组织中，参保人的自由择医权利受到限制，只能到指定的医疗机构就医，否则费用自负；参保人能够获得相对于其他非管理医疗组织更低的医疗服务。医疗服务提供者和组织的合作关系形式多样，或者成为组织的雇员，或者是组织的协议合作伙伴。总之，它将被要求以低价格提供医疗服务，并获得稳定的患者来源。组织将对医疗服务者实行严格的医疗服务使用审核，直接控制其医疗费用。

3. 管理医疗的主要特点

（1）通过限制参保人自由择医权利，为医疗服务供给竞争提供动力

在传统的医疗保险组织中，参保人具有自由选择医生和医疗机构的权利，这也曾被视为美国医保制度的特色之一。但参保人的自由择医权利和医疗保障的第三方支付制度结合起来，造成参保人在初级医疗服务医生、门诊诊所、专科医生及医院之间选择错位，各种医疗需求都涌向专科医生和专业医院，为医疗费用飞涨推波助澜。此外，参保人自由择医的分散决策机制，也无法形成对医疗服务提供者的约束。针对这些情况，管理医疗对参保人自由选择权利作了限制，利用合同条款或初级医疗通科医生制度，对参保人的就医行为进

行了制度规范。管理医疗组织集中代为行使参保人的就医选择权，为其与医疗服务提供者之间的价格谈判提供了足够的筹码，最终通过一体化的形式，为医疗费用控制提供了有效的制约机制。

实质上，以参保人的选择权换取医疗服务费用下降，二者并非简单的交换关系。一方面，参保人以放弃部分自由择医权利为代价，换来新的医疗保险组织的出现，这实际上增加了参保人在各类医疗保险组织中选择的空间。另一方面，管理医疗组织和传统医疗保险公司的竞争，也将推动整个医疗服务市场价格的下降，换来的是参保人群体的医疗服务支出下降，以及医疗保障福利的提升。

（2）通过医疗保险供给和服务供给的一体化，创新了医疗保险组织形式

和传统医疗保险不同，管理医疗创新了医疗保险机构和医疗服务提供者的关系，通过结盟或合并形式实现了二者之间的一体化，最终将医疗服务机构纳入到管理医疗与传统医疗保险公司之间的竞争中。这种新的组织形式，实质性地降低了医疗服务费用，为参保人提供了新的选择。同时，它也作为医疗保险市场新的竞争主体，通过与传统医疗保险公司竞争参保人，推动医疗费用下降和医疗服务水平提升。

（3）通过管理医疗的竞争参与，推动医疗保险商从风险选择转向服务与价格竞争

在传统的医疗保险市场竞争中，如何有效衡量参保人风险、选择优质参保人是医疗保险公司的竞争焦点。管理医疗组织通过预付定额支出的方式，实现了竞争重点的转移。其主要精力集中在基本服务包的设计，以及服务质量和服务价格的平衡方面。竞争机制的作用推动整个医疗保险市场竞争转型，提升竞争层次，并使医疗保险的可及性得到提升。

4. 政府大力支持管理医疗

管理型医疗的兴起是私立医疗保险机构出于利润最大化和加强竞争力而自发推进的一种组织和制度创新，是市场主体顺应市场竞

争的结果。管理医疗组织运行取得的良好市场效果,也充分证明市场机制的作用。在此过程中,美国政府扮演着支持和推动创新的角色,对于管理医疗的推广和快速发展,给予了大力支持。1973年,美国国会通过HMO法案,为推动健康维护组织发展,政府提供启动资金,并要求大公司必须将健康维护组织作为员工医疗保险的备选之一。在各方的支持下,管理医疗得到了快速发展。截至1993年,已有近70%的医疗保险参保人选择了管理医疗组织。由于管理医疗在控制成本和提高服务质量方面的卓越表现,这种形式也开始逐步进入公共医疗保障体系。1982年,美国国会通过税收公平与财税责任法(Tax Equity and Fiscal Responsibility Act of 1982,TEFRA),鼓励管理医疗组织与医疗资助计划等签订合约。据统计,1986—1997年期间,医疗资助计划参保人选择管理医疗的人数从100万飙升至600万。管理医疗也获得了更多民众的支持,据2006年10月美国一份民意调查显示,74%的受访者认为,应该鼓励商业保险和管理医疗计划与传统的公共医疗保障体系进行竞争。

二、我国保险市场未来发展的启示

近十年来,我国在医疗卫生领域取得的最大成就,是基本上建立起全民覆盖的医疗保障体系,城镇职工医疗保险、城镇居民医疗保险和新型农村合作医疗的建立,有效地减轻了百姓的个人医疗费用负担。但是,由于三种保险体系相互独立,尤其是城镇职工保险和新型农村合作医疗的相互独立,不仅保留了不公平因素,还为就医报账增加了诸多不便。为推进健康公平,国家应该把建立统一的、法定强制性的、覆盖全体居民的医疗保险作为国家医疗保障制度的发展目标,具体包括以下内容。

(一)建立城乡统一的医疗保险制度

随着我国经济的高速发展和城乡统筹的快速推进,在东部经济发达地区和部分西部地区已经成功将新型农村合作医疗和城镇居民医疗保险并轨,形成城乡居民医疗保险。这表明实施城乡统一的医疗保险的条件已经具备,应该以法律的形式固定下来。值得注意的是,目前我国城乡一体的医疗保障制度还仅限于城镇居民医疗保险和新型农村合作医疗的归并,城镇职工医疗保险依然以雄厚的资金、优厚的补偿独立存在。从理论上讲,作为社会保险,由于其筹资途径不同,保持其多样性和多层次性有其合理性,这里法律重点要解决的是农村劳动者与城市劳动者的健康公平问题。事实上,随着我国农村经济的发展,农村人口的结构已经变得纷繁复杂。农民一词已经不足以作为农村人口的代名词。为适应这一变化,应该有区别地解决好农村人口的医疗保障问题:一是农民工的医疗保障问题,农民工在城市务工期间,应视为城镇职工,享受城镇职工基本医疗保险;二是农业产业化工人,不少地区旳农业生产已经形成公司化运作,这部分从业者已经由农民演化成农业产业化工人,这部分人群应该纳入城镇职工医疗保险;三是保留农民身份的个体经营者,这部分人群履行纳税义务,应该享受城镇职工医疗保险;四是继续保持自耕自种传统农民和农村居民(居住在农村的老人和儿童),这部分人群享受新型农村合作医疗,最终并入城乡居民医疗保险。

（二）推进医疗保险的强制化进程

我国目前除城镇职工医疗保险外,城镇居民医疗保险和新型农村合作医疗均为自愿性医疗保险。这种状况有违社会保险的基本属性,不利于推动全民健康。因此,在立法过程中,应该将城镇居民医疗保险和新型农村合作医疗规范为强制性医疗保险,以达到全体公民有保障。事实上,尽管是自愿性保险,我国新型农村合作医疗覆盖率已经达到95%以上,相当一部分地区已接近100%(如四川),表明将新型农村合作医疗规范为强制性医疗保险的条件已经具备。问题比较突出的是城镇居民医疗保险,其覆盖率大多在80%以下,其主要问题是对城市居民缺乏有效的组织和宣传。在立法过程中,应对实施强制性医疗保险的组织工作做出规范,尤其要强化农村村民委员会和城市居民委员会的作用。

(三) 强化基本医疗保险的基础性保障属性

基本医疗保险的基础性保障属性体现在三个方面:一是导向基层,二是体现普惠,三是降低风险。这三个属性,都依赖医疗保险的补偿机制来实现。所谓导向基层,即通过医疗保险的补偿导向作用,鼓励被保险人更多利用基层卫生机构提供的服务,一般通过对基层卫生机构的服务利用给予较高补偿,对城市大医院提供的服务给予较低的补偿,来引导居民到基层就诊,促进社区首诊制和双向转诊机制的建立。医疗保险的普惠性,表现为被保险人受益面广。门诊服务是受益面最广的服务,因此,应该作为补偿重点。医疗保险最基本的功能就是降低疾病灾难给被保险人带来的经济风险。促进疾病的早诊断、早治疗,降低重大疾病的发生概率是减少疾病带来的经济风险的有力手段。从这个意义上讲,导向基层、体现普惠与降低风险具有一致性,建议以立法的形式确定下来。

第八章 区域垄断

如果你出生在农村或者小县城,你会发现周围被大家认可的好医院往往只有一家。为什么会出现这种状况呢?医院在区域范围内是否形成了垄断势力?这种垄断势力又是如何形成的?又与哪些因素有关系呢?

如果你在大城市生活,比如北京,你会发现协和医院、北京儿童医院等汇集了全国各地的患者。这些医院为什么没有将消费者群体局限在本地?它们是否在全国范围内形成了垄断势力?这种垄断势力又是如何形成的?又跟哪些因素有关系呢?

如果你从一个地方长久地迁居另一个地方,两个地方的医生数量往往是不一样的,甚至差距较大,但是你会发现,在医疗费用的花费上并不会发生太大的变化。医生之间的竞争,不会降低医疗费用吗?是否医生本身就是医院形成垄断势力的基本来源?这种来源是如何形成的?又与哪些因素有关系呢?

针对这些问题,笔者将从医疗服务市场的地区行政干预尤其是价格规制、医疗服务机构的布局与辐射、医疗服务机构间的竞争等三方面进行阐述。

第一节　地区行政干预

政府对医疗服务价格规制的依据主要有三点：一是由于政府对医疗服务业实行较严格的准入管理，这给已经进入医疗服务市场的医疗机构赋予了一定的垄断能力；二是医疗服务是一种必需品，为了照顾大多数人群的承受能力，政府有责任控制其费用的总量和上涨速度；三是医疗服务事业是受到政府政策和资金支持的、带有一定福利性的事业，尤其是构成我国医疗服务体系主体的公立医院都是由政府投资兴办，其经营成本已经由纳税人支付了一部分，作为纳税人，有权力要求其把收费控制在合理的范围内。

对医疗价格的规制，实际上是包括医疗服务项目和材料单价的规制及医疗费用的规制，但其后一项规制才是真正的目的。在按项目收费制度下，医疗服务项目单价低并不意味着诊疗费低。

一、医疗服务项目价格的规制

价格规制政策中最关键的是定价方式。目前，各国政府实施的价格规制有成本定价法、合理收费率法和最高限价法三大类。其中成本定价法又包括边际成本定价、平价成本定价和两部收费模式三种方式。

在医疗体制的变迁过程中，我国医疗服务项目定价方式也经过三个阶段的变化。改革开放以前，所有医疗机构的人员工资由政府全额拨款，这时的医疗服务收费主要是为了收回医疗机构固定成本和运行费用，这个时候的定价方式，实际上是平均成本定价，只不过政府补贴了医务人员工资。为了体现社会主义医疗卫生事业的福利性，这个阶段还多次降低医疗服务项目价格，最后使得服务价格远远小于实际成本，"既不反映供给（成本），也不反映需求"。改革开放以后，为了解决医院经营困难，逐步调整了医疗服务项目的价格，但总体上还是略低于成本定价。2000 年,国务院颁布《关于城镇医药卫生体制改革的指导意见》,确定了现阶段医疗服务价格规制的改革方向。《指导意见》第一次提出,把医疗机构分成非营利性和营利性两类。营利性医疗机构实行市场定价,非营利性医疗机构执行政府指导价。在"总量控制,结构调整"的原则指导下,调整不合理的医疗服务价格,体现医务人员的技术劳动价值。

2001 年以后,形成了现行的医疗服务价格规制体系。全统一执行《全国医疗服务价格项目规范》,各地方政府确定(一般是市级)本地的各项医疗服务政府指导价。在这种规制体系下,各地方政府可以根据本地区的特点采用不同的定价方法,设定不同的医疗服务价格水平,也可以根据改革和发展需要调整服务项目之间的比价。政策实行十几年后,各地对医疗服务项目的定价已经开始出现一些不同的特点,各地对医疗服务价格的定制方法和医疗服务成本测试方法的研究也比较热烈。但是,新政策执行的时间还不太长,各地方基本还是采用基于成本的定价方法。对医疗服务项目按成本定价需要测算每一个服务项目的实际成本,但是医疗服务这种技术劳务的成本非常复杂,难以测算,所以,各地在制订医疗服务项目价格时,仍然是根据物价水平的变化,按基数增量法定价。

二、病种费用规制

对医疗服务项目、医药材料实行政府指令性价格或指导性价格,无法从根本上遏制诊疗费用的上涨。在单价受控制的情况下,医疗机构可以通过增加服务项目和医药材料的方式增加收入,这不仅有违医疗价格规制控制医疗费用的目的,而且造成更大的浪费,甚至对患者身体造成伤害。为促使医疗机构合理利用医药材料和治疗手段,提高工作效率,控制服务成本,以降低诊疗费用,我国自 21 世纪初开始在一些地区实施以疾病诊断相关分组(DRGs)为基础的按病种收费试点。2002 年,北京市医保中心率先开展单病种费用管理的试点,在全市范围内的定点医院就诊的单纯阑尾炎和单纯甲状腺肿两种费用按定额支付;2004 年卫生部发布《关于开展病种收费管理试点工作的通知》,选择了 7 个省市进行按病种收费试点;2011 年 4 月,国家发改委、卫生部下发《关于开展按病种收费方式改革试点有关问题的通知》,要求各省市物价部门会同卫生行政机构,共同制定本地的病种收费标准,使得按病种收费开始在全国范围内试行;2011 年 5 月,北京市医保中心启动以按病种收费为主要内容的付费制度改革,在全市选择一批医院,将 108 个病种列入按病种付费项目,2012 年继续扩大试点医院范围,并将病种数量增加到了 600 多组;上海市医保局已经将按病种付费制度覆盖到全市一、二级医院,计划到 2012 年底覆盖到三级医院;四川省成都市自 2011 年 5 月年正式启动按病种收费试点,医保中心在全市二级以上医院实施 10 种病种的按病种付费;到 2012 年为止,全国除西藏外的所有省市都实施了按病种付费试点。

从各试点城市的报道来看,对于已经执行的病种,诊疗费用都有不同程度的下降。但是,各地在对病种费用定价上还存在不少问题,有部分的病种定价不能反映实际的医疗服务成本,大部分病种没有考虑不同年龄段、不同性别和体质情况带来的额外医疗成本。另外,由于各地实施的是部分单纯病种按病种收费,医院可以通过以并发症、综合症的理由不进入病种收费,影响了政策的效果。总的来说,我国的按病种收费刚刚起步,仅对少部分单纯性疾病确定了付费标准,这是一种与国际上以 DRGs 为基础的预付费机制不一样的付费方式,其效果还有待于进一步观察。

三、药品价格规制

我国对药品和医用材料的规制制度大致经历了四个阶段。第一阶段是 1984 年以前,国家对药品和医用材料的生产和销售完全按计划管理,统一生产,统一销售渠道,统一批发零售价。

第二阶段是 1984 年至 1996 年,在市场化思想的指导下,国家大幅度放开药品价格,只保留 82 个品种由国家医药管理局定价,293 个品种由各省医药管理局定价,其他药品和材料价格由市场调节(国家医药管理局,医药产品(商品)价格管理目录,1986)。正是这次医药材料的市场化改革,导致了药品生产的繁荣,也成为一直影响到现在的"药品价格虚高"的制度根源。

第三阶段是 1996 年至 2015 年。1996 年,为了控制药品价格,国家计划委员会制定了《药品价格管理暂行办法》,开始回收国家对药品的定价权。2000 年国家计划委员会下发《关于改革药品价格管理的意见》,并配套发布《国家计委定价药品目录》《药品政府定价办法》,形成了现在的药品价格规制制度基础。

新的制度把药品价格分为政府定价和政府指导价两种。对一部分生产经营具有垄断性的药品和少数基本治疗药品以及一些特殊药品,由国家直接指定价格;其他药品由生产企业按成本+利润(计算须根据《药品政府定价办法》)测试价格并报国家发改委或省发改委批准。其中,准字号药品由国家发改委审批,保健药品由省发改委审批。

由于实行国家指导的药品成本测算数据由生产企业报送,生产企业可以把不合理的费用计算在生产成本里,更有可能虚报成本以增加利润。事实上,大量厂商正是利用这个政策漏洞,通过生产不同包装、不同剂型的同类药,得到更高的定价以获取超额利润。为了控制这种趋势,从 2005 年开始,国家发改委不定期发布《药品差比价规则》,规定不同规格或不同包装的药品之间的价差须保持合理,并给出了根据代表剂型药物价格计算不同剂型药品价格的办法。

2003 年开始,出于控制药品费用增长的目的,国家要求以省为单位,对区域内的所有药品集中招标,中标的公司取得在这个地区销售其药品的资格。各医院在省级药品集中采购中心列出的目录中选择药品和公司进行二次招标,中标公司取得这个医院内的药品销售权,其批发价格不得高于省集中招标时的中标价。

　　为了进一步降低医疗费用,2009年8月,国务院七个部委联合发布《关于建立国家基本药物制度的实施意见》,开始在我国实行国家基本药物制度。所谓基本药物是适应基本医疗卫生需求,剂型适宜,价格合理,能够保障供应,公众可公平获得的药品。基本药物由政府定价,各省政府通过招标方式,统一选择生产和配送厂商,保证基本药物的足量生产和及时供应,各基层医疗机构零差价销售基础药物,若需使用国家基本药物目录以外药品,需要由省级政府决定。基本药物实施零差价销售,全部纳入基本医疗保险报销范围,报销比例明显高于非基本药物。

　　2015年5月4日,国家发展和改革委员会会同国家卫生和计划生育委员会、人力资源社会保障部等部门联合发出《关于印发推进药品价格改革意见的通知》(发改价格[2015]904号),决定自2015年6月1日起,除麻醉药品和第一类精神药品外,取消原政府制订的药品价格①。《推进药品价格改革的意见》(下称《意见》)指出,要"按照使市场在资源配置中起决定性作用和更好发挥政府作用的要求,逐步建立以市场为主导的药品价格形成机制,最大限度减少政府对药品价格的直接干预。坚持放管结合,强化价格、医保、招标采购等政策的衔接,充分发挥市场机制作用,同步强化医药费用和价格行为综合监管,有效规范药品市场价格行为,促进药品市场价格保持合理水平。"《意见》进一步指出,"除麻醉药品和第一类精神药品外,取消药品政府定价,完善药品采购机制,发挥医保控费作用,药品实际交易价格主要由市场竞争形成。"

延伸阅读

区域垄断与服务竞争

　　医疗服务市场的区域垄断,需要从需求侧和供给侧两个方面来

---

① 《关于印发推进药品价格改革意见的通知》(发改价格[2015]904号),http://www.sdpc.gov.cn/zcfb/zcfbtz/201505/t20150505_690664.html,2015年5月4日。

说明。我们借助超市高峰期开设多少窗口的例子来类比。我们可能经常遇到下班时间超市排长队的情况,这时超市为什么不多开几个窗口呢?超市不怕顾客因为不愿意排队而选择其他商家吗?这需要从"需求侧"说起。当我们面临排长队的时候,我们可能会想"反正要排很长时间队,不如多逛一会,多买一点"、"为了一点东西,排那么长时间队不划算"等等。从经济学的角度来看,此时排队的机会成本太高,我们需要采用多购物的方式,分散这些成本,或者不在此时购物来避免。进一步地,从"供给侧"角度说,商家不担心其他商家的竞争,因为超市的进入成本很高,为了争夺高峰期顾客的成本十分高昂。当然,随着互联网技术的发展,"天猫超市""京东到家"等电商提供了更多的替代方案,但由于目前受众和物流的限制,对超市在高峰期采取的策略还难以形成足够的威胁。当然,这些细小的变化,已经给超市敲响了警钟,它们或者与网上超市合作,或者改善服务,进而使得超市行业在价格竞争之外,又增加了服务竞争。

回到医疗服务市场,从"需求侧"来说,患者对生命和健康的重视程度极高,对医疗服务属于刚性需求。此时,一般来说,患者排长队的机会成本较低,因为带病获得的其他收益一般较低。然而,由于带病在身,痛苦的成本较高,患者更愿意排队以尽快减轻和消除痛苦,并在诊断过程中获得更多、更好的诊疗技术或药品以防止痛苦的持续,过度检查、大药方等由此得到强化,因此医院没有动力改变区域垄断的现状。从"供给侧"角度说,医院也不担心竞争对手的加入,因为医院的进入成本更高。一方面是政府的管制十分严格,另一方面是声誉的建立需要极大的投入。同样的,好在近年来互联网技术的发展,阿里巴巴、腾讯等企业相继进入医疗服务市场,"医生联盟"等自发组织也陆续出现,对医院等医疗服务机构形成了一定的竞争压力,加之政府对医疗服务机构的要求,医疗服务市场的服务竞争也日益增强。未来,精准医疗、共享经济、零边际成本社会等发展趋势,将对医院的区域垄断形成新的挑战,医疗服务将更加科学、合理,人民对于医疗服务的更高层次的需求终将得到满足。

第二节 医疗服务机构的布局与辐射

我国医疗服务市场的区域垄断还与医疗服务机构的布局与辐射息息相关。笔者将结合 2015 年 3 月国务院办公厅发布的《全国医疗卫生服务体系规划纲要（2015—2020 年）》（以下简称《纲要》）说明这一问题。

一、目前取得的成绩

《纲要》指出："经过长期发展，我国已经建立了由医院、基层医疗卫生机构、专业公共卫生机构等组成的覆盖城乡的医疗卫生服务体系。"医疗卫生服务体系得到长足发展。《纲要》数据显示："截至 2013 年底，我国有医疗卫生机构 97.44 万个，其中医院 2.47 万个，基层医疗卫生机构 91.54 万个，专业公共卫生机构 3.12 万个；卫生人员 979 万名，其中卫生技术人员 721 万名；床位 618 万张。每千常住人口拥有医疗卫生机构床位 4.55 张、执业（助理）医师 2.06 名、注册护士 2.05 名。2004—2013 年，全国医疗卫生机构总诊疗人次由每年 39.91 亿人次增加到 73.14 亿人次，年均增长 6.96%，住院人数由每年 6657 万人增加到 1.91 亿人，年均增长 12.42%。"可以说，与历史数据相比，我国在医疗服务机构和人员的总量和增量上都取得了令人瞩目的成绩。

二、目前存在的问题

《纲要》同时指出："医疗卫生资源总量不足、质量不高、结构与布局不合理、服务体系碎片化、部分公立医院单体规模不合理扩张等问题依然突出。"主要涵盖五个方面："一是与经济社会发展和人民群众日益增长的服务需求相比，医疗卫生资源总量相对不足，质量有待提高。每千人口执业（助理）医师数、护士数、床位数相对较低。执业

（助理）医师中，大学本科及以上学历者占比仅为45%；注册护士中，大学本科及以上学历者占比仅为10%。二是资源布局结构不合理，影响医疗卫生服务提供的公平与效率。西部地区医疗卫生资源质量较低。基层医疗卫生机构服务能力不足，利用效率不高。中西医发展不协调，中医药（含民族医药，下同）特色优势尚未得到充分发挥。公共卫生服务体系发展相对滞后。公立医疗机构所占比重过大，床位占比近90%。资源要素之间配置结构失衡，医护比仅为1∶1，护士配备严重不足。专科医院发展相对较慢，儿科、精神卫生、康复、老年护理等领域服务能力较为薄弱。三是医疗卫生服务体系碎片化的问题比较突出。公共卫生机构、医疗机构分工协作机制不健全、缺乏联通共享，各级各类医疗卫生机构合作不够、协同性不强，服务体系难以有效应对日益严重的慢性病高发等健康问题。四是公立医院改革还不到位，以药补医机制尚未有效破除，科学的补偿机制尚未建立，普遍存在追求床位规模、竞相购置大型设备、忽视医院内部机制建设等粗放式发展问题，部分公立医院单体规模过大，挤压了基层医疗卫生机构与社会办医院的发展空间，影响了医疗卫生服务体系整体效率的提升。五是政府对医疗卫生资源配置的宏观管理能力不强，资源配置需要进一步优化。区域卫生规划实施过程中存在权威性与约束性不足、科学性和前瞻性不够等问题，规划的统筹作用和调控效力有待增强。"所以说，与需求比较、与专业化管理比较，我国在医疗服务机构和人员的布局和配置上还有很大的提升空间。

三、未来的规划

《纲要》针对目前面临的形势与挑战，指出"医改的不断深化对公立医院数量规模和资源优化配置提出了新的要求"等，制定了《2020年全国医疗卫生服务体系资源要素配置主要指标》（如表8-1所示），并指出"在不同的属地层级实行资源梯度配置。地市级及以下，基本医疗服务和公共卫生资源按照常住人口规模和服务半径合理布局;省部级及以上,分区域统筹考虑,重点布局。"

表 8-1　2020 年全国医疗卫生服务体系资源要素配置主要指标

主要指标	2020 年目标	2013 年现状	指标性质
每千常住人口医疗卫生机构床位数/张	6	4.55	指导性
医院	4.8	3.56	指导性
公立医院	3.3	3.04	指导性
其中:省办及以上医院	0.45	0.39	指导性
市办医院	0.9	0.79	指导性
县办医院	1.8	1.26	指导性
其他公立医院	0.15	0.60	指导性
社会办医院	1.5	0.52	指导性
基层医疗卫生机构	1.2	0.99	指导性
每千常住人口执业(助理)医师人数	2.5	2.06	指导性
每千常住人口注册护士人数	3.14	2.05	指导性
每千常住人口公共卫生人员人数	0.83	0.61	指导性
每万常住人口全科医生人数	2	1.07	约束性
医护比	1:1.25	1:1	指导性
市办及以上医院床护比	1:0.6	1:0.45	指导性
县办综合性医院适宜床位规模/张	500	—	指导性
市办综合性医院适宜床位规模/张	800	—	指导性
省办及以上综合性医院适宜床位规模/张	1000	—	指导性

注:省办包括省、自治区、直辖市举办;市办包括地级市、地区、州、盟举办;县办包括县、县级市、市辖区、旗举办。

资料来源:《国务院办公厅关于印发全国医疗卫生服务体系规划纲要(2015—2020 年)的通知》(国办发〔2015〕14 号),http://www.gov.cn/zhengce/content/2015-03/30/content_9560.htm,2015 年 3 月 6 日。

此外,《纲要》还对各级各类医疗卫生机构进行了功能定位:"公立医院是我国医疗服务体系的主体,应当坚持维护公益性,充分发挥其在基本医疗服务提供、急危重症和疑难病症诊疗等方面的骨干作用。社会办医院是医疗卫生服务体系不可或缺的重要组成部分,是满足人民群众多层次、多元化医疗服务需求的有效途径。基层医疗卫生机构的主要职责是提供预防、保健、健康教育、计划生育等基本公共卫生服务和常见病、多发病的诊疗服务以及部分疾病的康复、护理服务,向医院转诊超出自身服务能力的常见病、多发病及危急和疑难重症病人。专业公共卫生机构是向辖区内提供专业公共卫生服务(主要包括疾病预防控制、健康教育、妇幼保健、精神卫生、急救、采供血、综合监督执法、食品安全风险监测评估与标准管理、计划生育、出生缺陷防治等),并承担相应管理工作的机构。"

需要关注的是,《纲要》还对公立医院、基层医疗卫生机构、专业公共卫生机构按照级别进行了功能定位。以公立医院为例,《纲要》指出:"县办医院主要承担县级区域内居民的常见病、多发病诊疗,急危重症抢救与疑难病转诊,培训和指导基层医疗卫生机构人员,相应公共卫生服务职能以及突发事件紧急医疗救援等工作,是政府向县级区域内居民提供基本医疗卫生服务的重要载体。市办医院主要向地市级区域内居民提供代表本区域高水平的综合性或专科医疗服务,接受下级医院转诊,并承担人才培养和一定的科研任务以及相应公共卫生和突发事件紧急医疗救援任务。省办医院主要向省级区域内若干个地市提供急危重症、疑难病症诊疗和专科医疗服务,接受下级医院转诊,并承担人才培养、医学科研及相应公共卫生和突发事件紧急医疗救援任务。部门办医院主要向跨省份区域提供疑难危重症诊疗和专科医疗服务,接受下级医院转诊,并承担人才培养、医学科研及相应公共卫生和突发事件紧急医疗救援等任务和技术支撑,带动医疗服务的区域发展和整体水平提升。"这就在一定程度上从规划层面规定了医疗服务机构的区域垄断。当然,《纲要》提出了"功能整合与分工协作"的原则,并制定了"防治结合,上下联动,中西医并重,多元发展,医养结合"等具体举措,通过协同合作,从立意上和制度上对区域垄断形成了制约。

第三节 医疗服务机构间的竞争

增加医疗资源供给的本质是增加医疗服务领域的竞争,而不是局限于医疗机构或医疗服务数量的增加和规模的扩大。引入竞争,就是要发挥其在医疗资源配置中的"鲶鱼效应"和"倒逼效应",使医疗资源配置更合理,医疗系统运行更高效。医疗服务领域竞争的目的不必然为了降低医疗费用,也不必然为了实现全社会成员的帕累托最优。就目前来看,虽然关于所有制形式对医疗服务业绩效的影响,学者之间尚未形成一致的看法,但足以说明,没有充分的证据表明私人医院不能提供高绩效的医疗服务。因此,增加医疗服务领域的竞争,首先要增加各参与主体的选择。用哈耶克的话说,使各参与主体有可能知道的各种可能性和机会至少与他们事实上知道的一样多。美国和德国引入市场机制,加强医疗机构间的竞争,使患者获得了性价比较高的医疗服务①。

因此,补贴医疗机构应当重在增加医疗机构数量,而不是扩大现有医疗机构的规模或调整结构。为了延缓医疗费用上涨趋势,政府应当补贴医疗机构。但是,这种做法会承担一定的代价,所以政府的目标必须是最终有利于提高医疗资源的配置效率。因此,补贴医疗机构必须有利于引入竞争机制。

在医疗机构数量不变的条件下,增加医务工作者的数量,或者增加床位数等,即扩大现有医疗机构的规模,对人均医疗费用的上涨有显著影响。从理论上来说,扩大规模将使得医疗资源更加集中,使得医方更容易实施诱导需求,反而更不利于降低费用。加之路径依赖的存在,竞争将进一步被排斥,政府主导的趋势将进一步强化。此

---

① 徐伟:《国际经验对我国医疗保险费用控制机制的启示》,载于《世界经济与政治论坛》2010 年第 2 期。

外,调整医疗机构的结构,如倡导医联体或者三级医院与社区卫生服务中心合作,对于人均医疗费用的控制作用同样有限。与此相反的是,增加医疗机构的数量,将有利于分散医疗资源,尤其是优质医疗资源,使得医疗机构之间形成良好的竞争机制,从而为支付者控制费用提供条件。

进一步地,为医疗服务机构工作的个人即医生的进入成本极高,为了弥补这部分成本,医生群体具有通过改善服务来维持收入的动力。医疗服务机构间的竞争,归根到底还是医生群体间的竞争。因为信息优势,医生在诊断过程中,有提供利润更高的服务的动力,这使得医生群体间的竞争,更多地表现为服务竞争而非价格竞争。经过多次博弈,医生群体间会形成一定的默契,区域内针对同一疾病的诊疗技术、药方等会趋同。医生对患者的诊断,不再单纯地依据书本,而是当地的一般做法。这就一定程度上强化了医院的区域垄断属性,更准确地说,是医方的区域垄断属性。

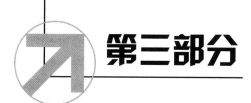

第三部分

第九章 政府干预下的市场调适

第一节 "医改"对医疗服务市场的影响

2009 年,中共中央国务院印发了《关于深化医药卫生体制改革的意见》,启动"新医改",将破除"以药养医"作为关键环节,其目标之一即是提高医疗服务市场的供给效率。经过近几年的改革,医疗服务市场的供给效率虽然得以改善,但目前我国医疗资源供给尚不能满足经济高速增长所激发的医疗服务需求,供求之间缺口巨大。因此,解决供给不足是"医改"当务之急。此外,朱幼棣指出,我们欠缺对国家、政府投资以及社会资本在医疗资源内的配置研究,资源的扭曲导致了产品市场的混乱;现在到了公立医院改革的关键时刻,改革需要把输出医疗资源的要素解放出来。[①] 李玲也指出,公立医院改革是医改的重中之重,牵住公立医院这个牛鼻子,把医院创收的机制破除了,一切问题便迎刃而解。[②] 朱恒鹏等指出,"以药养医"问题一直无法解决,最根本的原因在于改革涉及医院内部的利益结构调

[①] 朱幼棣:《朱幼棣谈中国医改为什么这么难?》,http://www.21ccom.net/articles/zxfe/2015/0311/122074.html,2015 年 3 月 17 日。

[②] 李玲:《2015 两会再谈医改,公立医院才是医改的牛鼻子》,http://www.guancha.cn/liling2/2015_03_04_311011.shtml,2015 年 3 月 4 日。

整,更涉及整个医疗服务体系的人力资源配置制度变革,也就是人事制度改革。[1]

一、对医疗服务市场供给效率的评价

学术界广泛地应用 DEA 方法和 SFA 方法来评价医疗服务市场的供给效率。谢尔曼(Sherman)首先将 DEA 方法应用于医院效率的分析中[2],瓦格斯塔夫(Wagstaff)首先将 SFA 方法应用到健康医疗领域的效率测量中[3],两种方法随后被各个国家诸多学者广泛应用到医疗服务市场的效率分析中。但是 DEA 方法和 SFA 方法都只是对医疗服务市场的资源供给技术效率的评价,即对医疗机构自身投入产出的技术效率评价,欠缺对医疗服务市场供给效率可及性、充足度以及配置效率等综合的社会总效应的评价。贝尼特(Bernet)从消费者视角对供给效率进行了随机前沿分析,使用 DEA 方法同时评价了技术效率和可及性,结果表明可及性对社会总效应有正向作用[4]。费里尔(Ferrier)通过研究样本医院费用效率、技术效率、分配效率和规模效率,指出技术效率和配置效率的低下都将导致费用的增加,造成浪费[5]。事实上,卫生经济学一般选取四个效率评估指标:准入壁垒、技术效率、供给充足度、分配效率。准入壁垒指在接受医疗服务中遇到的障碍,比如价格、时间和交通因素;技术效率指在给定产出

① 朱恒鹏:《药价降低七成,毋需财政掏钱》,载《财新周刊》2015 年第 23 期,第 34 页。

② H.David Sherman,"Hospital Efficiency Measurement and Evaluation: Empirical Test of a New Technique",*Medical Care*,Vol.22,No.10,1984,pp.922—938.

③ A.Wagstaff,"Estimating Efficiency in the Hospital Sector: A Comparison of Three Statistical Cost Frontier Models",*Applied Economics*,Vol.21,No.5,1989,pp.659—672.

④ Patrick M.Bernet,Moises James,Valdmanis Vivian Grace,"Social Efficiency of Hospital Care Delivery: Frontier Analysis from the Consumer's Perspective",*Medical Care Research & Review*,Vol.68,No.S1,2010,pp.36—54.

⑤ Gary D.Ferrier,"Rural Hospital Performance and Its Correlates",*The Journal of Productivity Analysis*,Vol.7,No.1,1996,pp.63—80.

质量和数量的情况下以最小的费用来完成产出,一般用货币指标衡量;供给充足度指给定效率和质量要求,充足的医疗卫生服务资源的可利用性,主要依赖财政补贴实现;配置效率指给定的资本和劳动是否投入到社会上最有价值的地方,即资源利用是否达到帕累托有效,准入壁垒和不充足的资源供给都会制约分配效率①。

二、医疗服务市场供给效率的影响因素

影响医疗服务市场供给效率的因素主要包括投入产出因素、内部管理因素和外部政策因素②。投入产出因素的角度,郭晓日指出门诊人均费用、出院者人均医药费用与医院效率负相关,病床使用率、床日成本对医院效率有积极影响③。戴平生指出个人卫生支出比例的提高倾向于增加卫生技术人员数、医疗机构床位冗余值,可能造成更多卫生资源的浪费④。内部管理因素的角度,卞鹰等研究发现奖金制度、人员聘任、竞争上岗、全员目标责任制的实施对医院单元成本、住院日和 DEA 均有显著作用⑤。奥茨坎(Ozcan)等指出营利性护理院效率比非营利性护理院效率高,大规模护理院比小规模护理院效率更高,控制规模和所有权不变,政府补助医疗保险计划可以提高效率⑥。外部政策因素的角度,林皓等指出政府投入占医院

① Feldstein PJ, *Health Care Economics*, 4th edition, New York, NY: *Delmar Publishers Inc*, 1993.

② 卞鹰、张锡云、葛人炜等:《卫生经济改革对医院经济效率影响研究》,载于《中国卫生资源》2001 年第 4 期。

③ 郭晓日:《我国公立医院效率及其影响因素研究》,济南:山东大学 2012 年博士学位论文,第 14 页。

④ 戴生平:《医疗改革对我国卫生行业绩效的影响——基于三阶段 DEA 模型的实证分析》,载于《厦门大学学报》2011 年第 6 期。

⑤ 卞鹰、张锡云、葛人炜等:《卫生经济改革对医院经济效率影响研究》,载于《中国卫生资源》2001 年第 4 期。

⑥ Yasar A Ozcan, Stephen E Wogen, Li Wen Mau, "Efficiency Evaluation of Skilled Nursing Facilities", *Journal of Medical Systems*, Vol.22, No.4, 1998, pp.211—224.

总支出比重下降、无法补偿成本的情况下,医院行为会发生扭曲,片面追求自身财务利益最大化[1]。有学者通过研究美国来自预付费制度(PPS)和卫生维护组织(HMO)带来的财政压力,发现财政压力对医疗质量有负面影响,这种影响在短期和中期尤为明显[2]。尼古劳斯(Nikolaos)等通过对英国20世纪90年代医疗内部市场化改革效果的研究,指出内部市场化改革大大提升了医疗机构产能,但却以质量降低作为代价,旨在创造动机提高医疗卫生资源供给效率的政策只对效率产生一次作用,而难以产生稳定的长期效应[3]。

三、通过"医改"提升医疗服务市场供给效率的策略

(一) 政府主导的角度

世界卫生组织指出财政卫生补助是促进医疗服务供给者与需求者有效交流的关键,消费由供给支付转为需求支付、由隐性合同转为显性合同、由服务付费转向风险分担支付都能够有效降低医疗费用[4]。曾雁冰指出加大政府对医疗服务的投入力度、提高业务收入收益率实现医疗费用的大幅度降低,可有效控制医疗费用的过快增长[5]。梅尔尼克(Melnick)等通过对比加利福尼亚州与美国其他地区的情况,指出政府规制的管理式医疗比竞争机制的管理更能够改善

① 林皓、金祥荣:《政府投入与我国医院效率的变化》,载于《经济学家》2007年第2期。

② Shen Yu-Chu, "The effect of financial pressure on the quality of care in hospitals", *Journal of Health Economics*, Vol.22, No.2, 2003, pp.243—269.

③ Nikolaos Maniadakis, Bruce Hollingsworth, Emmanuel Thanassoulis, "The impact of the internal market on hospital efficiency, productivity and service quality", *Health Care Management Science*, Vol.2, No.2, 1999, pp.75—85.

④ World Health Organization, "Health system: improving performance", *Geneva*, *World Health Report* 2000, 2000.

⑤ 曾雁冰:《基于系统动力学方法的医疗费用过快增长问题建模与控制研究》,上海:复旦大学2011年博士学位论文,第182页。

医疗资源效率和规范医生收入水平①。

（二）市场主导的角度

詹国彬、王雁红从英国 NHS 改革中得到启示，医疗服务供给中引入市场竞争是医疗卫生体制改革的主流趋势，应倡导医疗服务中的顾客导向，提升医疗服务的回应性并追求顾客满意②。陈钊等指出只有在医疗筹资市场化的同时实现医疗服务价格的市场化，才能在彻底消除"以药养医"现象的同时缓解"看病难"与"看病贵"两大矛盾，特别要在医生的收入决定中充分引入竞争机制③。

（三）政府主导与市场结合

周志忍指出政府责任市场化的倾向应予以校正，而公共服务提供机制的市场化改革不仅要坚持，而且要加大力度；没有管理制度和服务提供机制改革带来的微观效率的大幅度提高，即使政府财政投入扩大数倍也不一定得到期望的结果，更不能从根本上解决社会公正问题④。王延中、冯立果指出政府"甩包袱"的市场化改革只能解决"寡"的问题，而不能解决"均"的问题，建议继续市场化改革，但政府必须鼓励医疗服务竞争、打击垄断、维护好市场秩序，并承担起公共卫生和最低层次基本医疗服务的责任⑤。提升医疗卫生资源供给效率需要市场化手段，但政府责任不能市场化。

基于以上三点，结合"医改"实践，笔者认为提升医疗服务市场供

---

①　G.A.Melnick, J.Zwanziger, "State health care expenditures under competition and regulation, 1980 through 1991", *American Journal of Public Health*, Vol.85, No.10, 1995, pp.1391—1396.

② 　詹国彬、王雁红：《英国 NHS 改革对我国的启示》，载于《南京社会科学》2010 年第 9 期。

③ 　陈钊、刘晓峰、汪汇：《服务价格市场化：中国医疗卫生体制改革的未尽之路》，载于《管理世界》2008 年第 8 期。

④ 　周志忍：《医疗服务市场化改革辩》，载于《健康报》2007 年 4 月 5 日。

⑤ 　王延中、冯立果：《中国医疗卫生改革何处去——"甩包袱"式市场化改革的资源集聚效应与改进》，载于《中国工业经济》2007 年第 8 期。

给效率,可以从以下几个方面考虑。

第一,医院收入和医生收入是提升医疗服务市场供给效率的决定因素之一。医院收入和医生收入在"医药分开"对医疗服务市场供给效率的影响中扮演着重要的中介作用。如果改革不能满足医院和医生对收入总量增长的诉求,改革对医疗服务市场供给效率将难以产生显著作用。

第二,相较于增加财政卫生补贴,理顺医疗卫生服务价格体系更能够提升医院和医生收入。挂号费比财政卫生补助对医院和医生收入产生更大的影响,意味着通过提升医疗服务价格比财政补助对医院和医生收入进行补偿更加有效。长期以来,我国医生显性收入偏低,医疗服务政府定价造成了医生收入的租值耗散。医生以减少自身收入租值耗散为目的的不规范行为,造成了医疗服务行业、医疗药品行业不合理的资源配置。医疗服务价格应通过人力资源市场理顺,使医疗服务价格真实体现医生服务的价值。

第三,在当前条件下,财政卫生补贴仍是提升医疗服务市场供给效率的最有效方式。医院收入和医生收入在财政卫生补贴对供给充足度、可及性、技术效率和配置效率的影响中具有中介效应。因而,财政卫生补贴是现阶段的可行手段。财政卫生补助机制可以通过补贴患者,进而由患者向医疗服务供给者付费,通过供需关系完善医疗服务市场。

第四,在当前条件下,补贴医生更能够提升效率,但补贴医院能够增加供给并延缓费用的上涨趋势。财政卫生支出在以医院收入为中介变量的路径下,对医疗卫生资源供给充足度的影响更大,意味着财政补助医院能够增加资源的供给并延缓费用的上涨趋势。目前,我国公立医院管办不分,医院收入长期捆绑医生收入,因此,在"医改"实施过程中,财政补助医院将比补助医生获得更为显著的效应。但是,由于医疗服务供给的主体是医生,对医生收入进行补助才能从根本上提高医疗卫生服务供给效率。所以,长远考虑财政补助的最终对象应该是医生。

第二节　我们需要多高的医疗服务绩效

一、医疗服务管理系统的重构

在当前医疗服务体制下,我国的医疗服务市场的主体都有着自己的定位和职能以及利益诉求。依据互惠合作理论,在自由选择的市场机制下,不同组织间要形成真正的合作,相互间要具备优势互补的条件,双方都具有核心优势,能够提供互惠能力,并对合作组织做出相应的贡献。鉴于社区医疗和基层医疗发展水平和服务能力的不足,如果采取市场化的合作策略,社区基层医疗服务机构与大医院互惠的能力明显不足,大医院与社区合作的意愿必然较低。即使是为了响应政策的要求,大医院做出合作的行为,但因为利益激励机制的缺失,相互之间的合作也必然是"假合作",无法长久坚持下去,更难进入良性运转阶段。因而依据互惠合作理论,我国医疗服务体系进行自由选择的市场化互惠合作条件尚不具备,放手让医疗机构自主选择合作,组建医疗服务联合体的任务和改善医疗服务体系的目标很难实现。

在互惠合作理论不支持我国医疗服务联合体构建的情况下,强互惠理论为我国医疗服务联合体构建提供了强有力的理论支撑。强互惠理论认为,个体或组织间合作之所以能够维持,在于存在强互惠者具有实施惩罚的能力。在当今社会,政府作为强互惠者,为了社会的发展目标或者保障整体和大众的利益,可以通过制定政策引导经济组织间的合作,并对不合作或者不执行政策的个体或者组织采取强力的惩罚措施。这样,依据强互惠理论构建医疗服务联合体一定要坚持政府主导,在政府的强力推进下,制定医院与社区卫生服务中心合作的规则、任务和要求,并由政府对医院推进合作的情况进行监督和考核。同时,基于理论分析的结果也表明,政府推动是我国医院与社区卫生服务中心能够达成合作的根本动力源。因此,无论是基于现实还是从理论分析结果来看,在目前条件下,政府主导并强力推进是医疗服务联合体构建的必要条件和实现的保证。

医院与基层医疗组织在规模、综合实力、服务能力和服务水平等各个方面都处于非对等、非对称的状态。依据非对称合作理论,如果是采用医院与社区基层医疗自然合作的模式,由于双方差距较大,医院在合作的模式、深度及广度上都处于绝对的主导地位。为了自身利益,在合作过程中,医院很可能会依据自身的需要选择与自己利益需求相一致的合作对象,而放弃或者消极对待其他对象。这样,无法实现通过大医院带社区、培养社区服务能力的任务和要求,更无法实现区域内医疗服务连续性的长期发展目标。因而,为了克服纯市场机制选择的缺陷和不足,我们应依据我国医疗服务体系发展的实际情况和组建医疗服务联合体面临的任务和要求,组建超越单个医院或社区利益的中间组织,即医疗服务联合体的组织机构并赋予该组织法人地位,医院让渡部分权力给联合体,联合体组织权力机构超越单个医院的利益,从整体的角度来组织和管理联合体内的事务,从而促进医院带动社区基层医疗服务的发展,提高基层医疗服务的能力和水平。

二、为医院赋责,培育社区卫生服务中心

医疗服务市场的组织成员间存在严重的非对称性。依据非对称合作理论,在公共资源有限的合作系统中,参与各方必然因公共资源的提供和使用而存在冲突关系,但由于参与者之间是非对称性的关系,合作的接受方占据较多,甚至全部的公共资源,决定着系统的行为特征并对合作方的投机和不合作行为实施惩罚。合作系统在演化过程中,合作关系的形成和维持机制均由系统中的优势方主导或制定;优势方通过胡萝卜加大棒的策略将合作系统控制在一个比较稳定的范围内。

医疗服务市场中，三级医院拥有较多的医疗资源和较强的医疗服务实力，显然是合作优势方；社区卫生服务中心占有的医疗资源较少，医疗服务供给能力较弱，显然是合作参与方。因而，医院是医疗服务联合体构建的核心因素，也是医疗服务联合体形成和运转的关键因素。如果医院不积极行动，医疗服务联合体无法真正运转，因而，构建医疗服务联合体需要政府为医院赋责，通过强化医院的责任来推动医疗服务联合体的形成和有效运转。同时，应通过为医院赋责，以硬件合作和软件合作以及人才培养的方式培育社区卫生服务中心的医疗服务能力，逐步形成分级诊疗、有序就医的医疗服务体系。

三、多种模式综合利用，主推医疗服务联合体

区域医疗服务联合体是我国医疗体制和医疗服务传递系统改革的一次关键性的举措。我国区域医疗合作起步较晚，在体制和运行机制上存在先天的缺陷；医疗服务机构自身的服务能力参差不齐，也难于形成核心化的能力。在各地进行的区域医疗一体化的实践中，实际实施推进的各种组织模式也难以保证经营管理权力的落实。鉴于我国医疗管理体制、医疗卫生管理制度和产权关系以及运作环境的复杂性，目前，还没有统一、普遍使用的医疗服务模式。并且，医疗服务领域的问题有其自身的路径依赖，已有的体制、观念和制度对人们行为的影响短期内很难改变，因而在政策及其执行上需要逐步推进。因而，在实际推进工作中，应依据各区域医院和基层医疗服务机构的发展实际，采用对口支援、托管、医疗服务集团联合体、院办院管和兼并重组等多种模式的混合模式。在采取混合模式的基础上，依据我国医疗服务体制和机制现状和各种模式的优劣势分析，建议目前应该在混合模式的基础上，主推医疗服务集团联合体模式。主要理由有二：一是医疗服务联合体模式整体效果比较好，推进难度适中；二是构建医疗服务联合体已经得到官方的正式认可和推进，期望

通过区域医疗服务联合体的建设解决多年来医疗服务系统不健全的问题。

四、引入市场机制,促进良性互动

医疗服务市场内的组织成员都是独立的机构或者利益主体,在合作的过程中有着不同的利益诉求。鉴于医疗服务市场内公共资源的有限性,相互间由于利益的不一致必然存在不同程度的竞争和冲突,无论怎样冲突都是在保证整体利益情况下相互之间的竞争引致的。为了更好地推进医疗服务市场的建设,需要从组织结构、合作能力与合作机制方面着手推进。因而,为了引导医疗服务市场内不同层级医疗机构间的合作和促进共同利益的实现,依据冲突与合作分析理论需要在联合体内引入市场竞争运行机制,即依据联合体的整体发展任务和目标制定绩效与监督和考评机制,引导成员间围绕考核目标进行相互竞争,形成良性的激励。这样,有利于联合体的发展和基层能力快速提升目标的实现。因而,在医疗服务市场内推行市场竞争机制是落实中间组织管理权力和推进医疗服务共同发展的重要机制。

第三节　不可忽视的公民身份

一、重新审视公民属性

(一) 重新审视公民属性,突出公民的产品属性

一方面,由于部分群体收入水平较低,或者医疗服务产品具有公共物品和强外部性的特征,例如艾滋病、结核病、血吸虫病等疾病用药,要求政府提供一定补贴。另一方面,随着产权界定逐步清晰和完整,交叉补贴越来越容易实现,政府可将"公民"作为产品推向市场,使补贴的成本项转变为收益项。同时,政府通过将公共职能剥离给市场,可更好地规划战略的阶段目标。

首先,基于机会成本考虑,政府补贴必须体现精准性而非普惠性。因为资源有限的制约条件,政府资源在生产和使用方面存在竞争性和排他性,所以要优先衡量政府提供补贴的机会成本,再选择最佳的资源配置方式。而通过价格歧视和交叉补贴,政府将更有能力辨别补贴对象,并在一定程度上提高补贴的基准水平。例如,公立医院提供补贴但需要排队,私立医院不提供补贴但等待时间短,高收入群体更有可能选择私立医院,而节省下来的费用将用来充实公共医疗服务,提高医疗服务的整体水平。其次,政府可充分利用公民的产品属性,剥离部分公共医疗服务职能,追求更高的战略目标。第一,政府应建立职能清单管理模式,将提供医疗服务产品的交易费用作为衡量标准,合理界定政府与市场的边界。对于提供可竞争性和可度量性较高的医疗服务产品,政府可将这部分职能剥离给市场,例如由私营部门提供药品、器械、挂号等非临床服务,血液透析、放射诊断等临床支持服务,甚至是碎石术、白内障手术、阑尾炎手术等常规手术。第二,政府应提升国民健康战略的阶段目标,借鉴美国"健康公民计划"的实践经验,逐渐从增加基本医疗卫生服务供给、促进基本医疗卫生服务均等化转变为消除健康差距、实现健康公平。

(二)"阿里公民"的概念

随着社会的进步和发展,在此有必要明确一个概念——"阿里公民",以指代阿里巴巴、腾讯等公司承担的公共服务所服务的人群。"阿里公民"的概念包含如下要点:

(1)随着技术特别是信息技术的发展,价格歧视和交叉补贴越来越容易实现,以前难以分割的公共产品越来越容易细化,像阿里巴巴这样的企业完全可以承办,并且可能比政府做更有效率。

(2)像市场一样,政府也只是人类发展偶然因素的结果。它是特定历史条件下,为了达成交易,或者为了降低交易费用而出现的。现在历史条件发生了变化,政府正在做的很多事情,已经不再节省费用,而是增加交易费用,需要重新审视。

（3）政府应当存在更高的目标和追求,只有这样,它才能够更长久,更持续。党的先进性,必须落实到更高的追求上,那些以前追求的温饱、小康、甚至安全,都应当让位于人类发展更高的目的和追求。

（4）从公民本身来说,它不仅仅具备政治上的功能,它在经济上的巨大价值,长期以来是被我们忽略的,甚至是浪费的。我们称之为公民的产品属性。未来,政府在对公民的投入上,应逐步由成本项向收益项转变。

▶ 延 伸 阅 读

公民价值及其产品属性

公民价值的理念中国古而有之,集中体现在"以人为本"的思想信念中。在古代社会,民本思想本质上是剥削阶级维护君主专制的手段和工具。一方面,统治者为维护社会安定,以保障民众最基本的权利为治国之道。比如,李世民提出"凡事皆须务本。国以人为本,人以衣食为本,凡营衣食,以不失时为本",并实施了厉行节约、轻徭薄赋、合并州县、体察民情等一系列"利民"主张。另一方面,统治者为保障国计民生,强调为民谋利,重视人的价值。其中,自西汉提出"罢黜百家,独尊儒术",实现了思想统一以来,封建教育体系历经"官学体系"、"私学教育"、"选士制"、"科举制"多次演变,学校体制日趋完备,教育理论逐渐系统化。虽然封建社会的"以民为本"有着强烈的阶级性质,但无疑肯定了公民价值的历史地位和作用。

随着时代的发展和技术的进步,富有中国特色社会主义的人权内容得以完善①,公民价值的开发有了更丰富的内涵。尤其是在新公共管理运动的推进过程中,新公共服务理论倡导的"服务"精神,强调把为公民服务作为工作的出发点和落脚点。在此基础上,多个行

---

① 李玉春:《探析中国特色社会主义人权发展道路》,载于《法制博览》2015年第22期,第295页。

业领域把公民价值上升到战略高度,市场主体也更积极主动地参与到生产服务中。作为公共服务部门之一,医疗卫生机构本质上为患者提供诊疗服务。2009 年,中共中央、国务院发布的《关于深化医药卫生体制改革的意见》强调了"坚持以人为本"、"坚持医药卫生事业为人民健康服务"的宗旨。新医改以来,医疗机构在回归公益性的诉求下,不断探索"以病人为中心"、"以患者需求为导向"的实现路径①,包括加强医德教育和护理培训、完善信息化平台建设、规范约束机制等等,以提高医疗服务水平。

　　然而,对上述现象进行总结可以发现,就提升公共财政绩效而言,公共产品供给主体往往侧重于对公民社会价值、思想价值等的开发,或是强调间接创造公民的经济价值,而忽视了开发公民的产品属性,现有的研究也很少对其进行直接阐述。笔者所说的公民产品属性是指公民在享受公共服务尤其是免费享受公共服务时,自身成为公共服务供给者的产品的属性。

　　通常,公民将自己看作纳税人,国家与纳税人之间是一种平等的法律关系,享受公共服务源于双方的利益交换;又或者将其视为一项不受任何意志或权力干涉的自然权利。公民产品属性的定义,将享受公共服务的依据与享受公共服务的结果独立开来;不再把公共服务本身作为生产的终点,而作为生产流程的投入。如果说,政府是通过社会契约形成的,那么,在国家的行政运转中,政府提供公共服务仅仅是公民对自身负责的一种形式或选择。随着历史的变迁,政府的存在成为一种路径依赖,其依社会契约而建立的条件逐渐模糊。当前的政府更形同客观存在的"企业",自发地提供越来越多的公共服务;政府关心的更多是如何进行财政分配,而忽略了契约的具体内容。把公民视为特殊产品,是为了打破现有的路径依赖,提升公民的

---

　　①　马先松:《医院以病人为中心的服务体系的构建》,载于《中国卫生事业管理》,2000 年第 1 期,第 15—17 页。

"层次"。诺斯(North)认为,人类先存的"心智构念",对制度形成、维系和变迁有着重要影响。因此,需要对公民的概念进行重新认识。

公民产品属性的概念包含三个要点:第一,对公民产品属性的关注立足于公民的经济价值,即缓解公共财政压力,提高其运行效率,最终促进财政绩效的稳步提升。第二,产品具有价格,有价的产品可以将价值传导给生产资料。当把公民本身当作产品时,作为生产资料的公共服务的价值通过劳动转移到新产品中。只要提供公共服务的成本,低于公民作为产品的价格,市场有利可图,就可以供给。第三,开发公民的产品属性应当建立在当前日益开放、有序、合理的市场化供给体系之上,尤其是零边际成本的出现和交叉补贴的可行性提升,为公民产品属性的开发提供了便利条件。

此外,相较于学术研究,实践中人们经常直接或间接地将公民产品属性纳入到决策体系中。比如,始于发达国家的移动医疗在我国发展极为迅猛,有研究估计,到 2017 年我国移动医疗的市场规模将达到 125.3 亿元[①]。随着资本的大量涌入,供应商为吸引客户、挤占市场份额,纷纷在平台定位、数据对接、后端服务等模块探索商业盈利模式。然而,现实中这些项目仍处于起步阶段,与企业管理中成熟的商业模式相比,缺乏理论研究做支撑,缺少典型案例供参考。不过,公共管理和商业管理都是追求效益的最大化,尤其是伴随着"企业型政府"的建设,企业先进的管理理念对完善公共治理具有重要的借鉴意义。

二、创新医疗服务提供方式

创新医疗服务提供方式,根本意义在于通过引入竞争机制,激发供给主体改善自身服务的内在动力,从而提高整个医疗服务供给体

---

① 胡芳:《移动医疗探索商业盈利模式》,载于《中国医药报》2015 年 6 月 3 日。

系的效率和质量。这要求政府坚持多元供给的逻辑基础,推动自由市场供给,加强民间资本合作,鼓励第三部门参与。

（一）大力发展自由市场供给

这要求政府选择正确的角色定位,优化自由竞争的市场环境,发挥市场配置资源的决定性作用。市场有效配置资源主要体现为两点:一是通过相对价格的变动显示需求的变化;二是通过市场的进入或退出调度资源、调整供给。① 对比我国医疗服务供给市场,必须实现价格机制和准入机制"两手抓"。

一方面,坚持市场主导,减少价格管制。一是遵循医疗服务价格机制,合理调整医事服务费,充分体现医务人员的劳务价值,调动医院及医生的积极性;二是坚持将人力资本作为医生收入的分配依据,深化全科医生执业方式改革,推广家庭医生式服务;三是逐步取消政府对医疗机构人事编制的微观管理,落实医疗机构用人自主权,实施医务人员劳动合同制,推动"多点执业""弹性雇用"的合法化,实现医生的自由流动。另一方面,创新医疗服务市场准入机制。鼓励社会力量参与医疗服务行业,加快形成多元办医新格局。既要消除市场准入歧视,促进医疗服务的多元供给,发展特色专科和高端医疗服务;又要加强资质审核,引导进入医院均衡布局,合理把握准入的数量、层次和规模。

（二）推动政府与社会资本合作

能够由政府和社会资本合作提供的,广泛吸引社会资本参与,其本质在于根据政府资源及企业资源的比较优势,建立具有内在激励、降低交易费用的制度安排。② 一方面,关于如何选择有效的制度安排,需要将医疗服务细分为若干组成部分,并根据其特征采取不同方

---

① 周其仁:《病有所医当问谁》,北京:北京大学出版社 2008 年版,第 7—10 页。

② 〔英〕达霖·格里姆塞:《公私合作伙伴关系:基础设施供给和项目融资的全球革命》,济邦咨询公司译,北京:中国人民大学出版社 2007 年版,第 63—73 页。

式来提供,①综合运用业务外包、特许经营、定向委托、战略合作等多种方式。另一方面,关于如何实现长期合作的制度安排,政府需进一步转变观念。由政府直接兴办公共服务向政府购买公共服务转变,积极动员其他社会主体参与医疗服务供给;同时,政府必须完善医疗服务招标制、外包制、购买制的市场竞争机制,建立风险共担的协调机制和激励机制,以提供良好的合作基础。

(三) 鼓励社会组织提供志愿服务

在提供医疗服务方面,第三部门能够创新性地回应少数人的特殊需求和超额需求,更好地解决政府失灵的问题。② 针对非营利性医疗组织,政府应创造良好的政策环境,鼓励它们提供数量更多、质量更优的医疗产品及服务。一是建立健全独立自主的准入制度,逐步取消非营利性医疗组织的行政许可批准制,减少行政部门对其人员配置、资金流转、业务范围等方面的直接干预。二是综合运用法律手段和经济手段进行间接管理,为非营利性医疗组织发展保驾护航。推动完善非营利性医疗组织相关的法律法规,对该类组织成立、运营、评价、监督、退出等各个环节加以规范;同时,提供税收优惠政策和财政支持政策,降低组织运营成本。

① 〔美〕E.S.萨瓦斯:《民营化与公私部门的伙伴关系》,周志忍译,北京:中国人民大学出版社 2002 年版,第 66—67 页。

② 席恒:《利益、权力与责任:公共物品供给机制研究》,北京:中国社会科学出版社 2006 年版,第 65—90 页。

第十章　资本逐利下的政府干预

第一节　利益协调：医疗服务市场的新秩序

在医疗服务市场中，医疗服务的供给者、需求者及支付者三者之间的关系是最基本的秩序结构。如图 10-1 所示，由于信息不完备，需求者与支付者之间存在"逆向选择"，供给者与支付者之间存在"道德风险"，而供给者与需求者之间存在"诱导需求"。箭头所指向的是关系中的优势一方。

具体到大医院与社区卫生服务中心的合作，供给者包括大医院和社区卫生服务中心，需求者包括 P_1、P_2、P_3 等在内的若干不确定个体，支付者则包括需求者本身、政府及保险机构。供给者在整个关系中处于优势地位，能否对供给者实施适当的管制与市场措施，决定了整个秩序结构能否良好运行；支付者在整个关系中处于弱势地位，加强支付者在整个管制与市场措施中的参与程度是措施得当的重要保障；需求者处于中间位置，通过对需求者的利益实现，可以促使关系中利益由优势一方向弱势一方转移，从而实现系统性的利益协同。

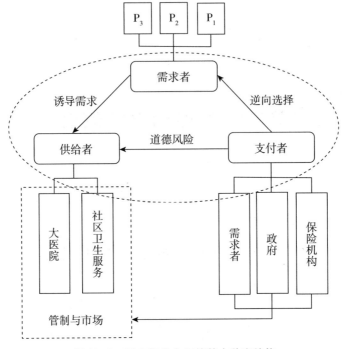

图 10-1 医疗服务市场的基本秩序结构

一、利益协同的决定因素

剩余索取权与控制权的配置状况是利益协同的决定因素。如图 10-2 所示，O_1 为两种权利协同的理论曲线。在某一秩序结构中，任一主体的两种权利的配置位于 O_1 线上（如点 A）或附近，该主体将在整个秩序结构中全力履行其职责；而若位于 O_2 线上（如 B 点），该主体将减少职责的履行，从而提高单位利益收益；而若位于 O_3 线上（如 D 点），整个秩序结构中将伴随着不公平因素。因此，既应在尊重市场措施的基础上强调效率（O_1），又应通过适当的管制措施维护公平，划定适当的公平约束线（MN），使得两种权利的配置曲线由 O_1 变为 O_1MN。

以大医院与社区卫生服务中心的合作为例，政府是主要的推动力量。然而真正对合作行为产生决定影响力的却是大医院。合作的形式如对口支援模式、联合模式等,赋予了大医院对合作剩余价值的控制权,却没有给予相应的剩余价值索取权,从而难以调动大医院的参与积极性。而直管模式,通过人、财、物的统一配置,实现了大医院在控制权与索取权之间的平衡,尤其是人力资源系统、设备系统及信息共享系统等。

然而,剩余控制权与剩余索取权的配置状况仅仅能够决定单个个体在秩序结构中的初始位置及其初步表现;从整体上把握整个秩序结构的协同还需对各参与主体的利益关注点进行分析。只有多数主体的两权配置位于 O_1 附近,系统性的利益协同才会实现。

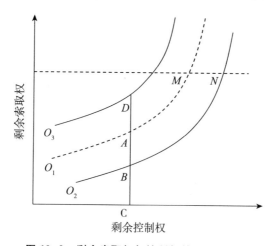

图 10-2　剩余索取权与控制权的配置及运行

二、各参与主体的利益关注点

(一)医疗服务供给者与支付者的利益关注点

医药卫生服务的供给者和支付者关注的是效益层面的因素。如图 10-3 所示,供给者和支付者关注两个维度三个层次上的因素,包括感知层的交易费用与社会资本、工具层的产权与结构,以及价值层的效率与公平。供给者作为独立的市场主体,更多地关注效率维度,而支付者作为管制与市场手段的重要参与方,更多地关注公平维度。

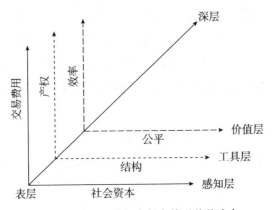

图 10-3　供给者与支付者的利益关注点

（二）需求者的利益关注点

医疗服务的需求者无非关注三大因素：质量、条件和成本，而质量则是三者中最重要的因素。如图 10-4 所示，当医疗服务的质量普遍处于较低点 X_1 时，需求者会不惜成本代价（Y_1）购买稀缺的优质服务，而忽略较差的就医条件（Z_1）；而当医药卫生服务质量普遍处于较高点 X_2 时，需求者将会把一部分关注点转移到就医条件上，从而选择较好的就医条件 Z_2，支付较低的成本 Y_2。

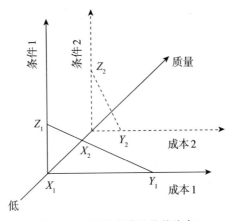

图 10-4　需求者的利益关注点

因此，需求者主要关注的是自己能否享受到优质的医疗服务，而未将主要精力放在服务的效益高低上。这也是大部分医药卫生服务对于个人来说是生活必需品,而对于整个国家来说却是奢侈品的重要原因之一。

三、打造利益协同新秩序

1. 权利配置是决定秩序结构的根本因素

权利配置失衡在我国医疗服务市场较为普遍。一方面是出于信息不完备本身所带来的剩余控制权与剩余索取权的失衡,另一方面是出于过度管制,如不合理的价格管制所带来的权利失衡。权利失衡直接导致秩序结构中的参与主体缺乏全力履行自身职责的自觉性和主动性,从而使得表面的秩序结构背后,运行着另外一套秩序结构。

2. 系统性的利益协同是新秩序的根本特征

权利配置的协同是改善秩序结构的根本出路。在医疗卫生服务大系统中,包含着基本的"供给者—需求者—支付者"关系,涵盖着人力资源子系统、财务子系统、有形无形资产子系统等,对关系某一方或某一子系统的利益调整,并不能够完全解决旧秩序中所存在的根本问题。只有基于系统性的利益协同,才是新秩序的根本特征。

3. 效率与公平是医药卫生体制改革的核心维度

医药卫生服务领域的相关研究大都停留在就医论医的层次,而并未真正将其看作一个社会性、系统性的课题。医药卫生体制改革应当关注效率与公平这两个核心维度:效率体现为基于产权优化配置的交易费用的下降;公平体现在基于结构合理安排的社会资本的积累。

4. 协同供给者—需求者—支付者三方的不同利益关注点是打造新秩序的必经步骤

三方利益关注点的不同,导致了当前大部分医疗服务对于个人来说是生活必需品,而对于整个国家来说却是奢侈品的现状。将三方不同的利益关注点与医药卫生服务领域的整体秩序结构与各自所处的位置职责相协同,是打造新秩序的必经步骤。

第二节　我们需要怎样的公平医疗

医疗服务公平性问题是世界医疗改革一直关注的热点,也是困扰我国医药卫生体制改革的难题之一。2000年《世界卫生报告》数据显示,在世界卫生组织191个成员国的医疗卫生筹资公平性排序中,我国位列倒数第四位。随着改革的深入,从2000年到2014年,卫生筹资公平性逐步提升,卫生总费用由4586.63亿元增加到35312.4亿元,占GDP的比重由4.6%增加到5.55%。然而,由于政府卫生支出结构不合理、医疗保险保障水平存在差别等原因,使得高收入者获得了更多的补贴,从而制约了医疗服务公平性的进一步提升。[①] 此外,有限的医疗资源在人群中分布不均,医疗资源的可及性差,致使一部分人(尤其是社会弱势群体)有病得不到治疗,难以共享社会发展和医疗发展的成果。

为了更好地满足人民群众日益增长的医疗服务需求,解决我国医疗卫生事业发展中所面临的老百姓"看病难,看病贵"问题,2009年,中共中央、国务院发布了《关于深化医药卫生体制改革的意见》,启动了新一轮医药卫生体制改革,试图通过加大政府卫生投入、推进基本医疗保障广覆盖、逐步实现公共服务均等化等举措来改善我国医疗资源分配不公的现状,体现了对医疗服务公平的价值追求。那么,我们究竟需要怎样的医疗公平呢?

笔者认为,导致我国医疗服务分配不公的根本原因是医疗资源供给不足,因此,增加供给是提升公平性的重要前提。公平问题的实质是生产力有所发展但发展不足而产生的问题[②]。在技术水平既定的条件下,由于资源的稀缺性,医疗资源供给不足的问题无法得到彻

---

① 吕本友:《基本医疗卫生制度下政府卫生支出及公平性研究》,载于《经济研究导刊》2015年第3期。

② 徐梦秋:《公平的类别与公平中的比例》,载于《中国社会科学》2001年第1期。

底的解决。医疗资源供给不足的问题解决不了,医疗服务公平的问题也就解决不了。但是,这丝毫不影响我们通过增加供给的方式提升医疗服务的公平性。20世纪人类疾病模式的转变,使得非传染病取代传染病成为致病和致残的主要原因,平均死亡年龄也逐步上升。在这个过程中,医疗服务不公平并未得以解决,甚至有扩大的趋势。但不可否认,随着供给的增加,人们享受相对低水平的医疗服务的公平性得到了前所未有的提升。无独有偶,杨奇明等对教育扩张对教育公平的研究也得出了类似的结论。他们认为,教育扩张使得整体教育机会不均等有所缓解,但中等及高等教育机会不均等仍持续甚至大幅上升[①]。可见,供给增加的结果符合"差别原则",虽然扩大了高水平服务享有的不公平,但有利于实现底线公平,同时提升了整体福利水平。因此,在看到供给不足及不公平的同时,也要看到供给水平的不断提升、更高水平的需求不断得到满足以及较高水平需求范围的扩展。

第三节 回归医疗服务产品本质

一、将增加医疗服务供给作为前提条件

从我国医疗卫生领域存在的效率低下与公平缺失两大问题出发,将增加医疗服务供给作为医疗服务供给方式优化的前提条件。如前所述,供给主体本身拥有较强的剩余控制权和剩余索取权,他们无需改善供给条件就能获得较高收入。这种优势地位影响了供给主体提升医疗服务供给效率的积极性,导致医疗服务需求增加与供给不足之间的矛盾愈加突出。因此,推动医疗服务供给主体多元化,增加医疗服务资源供给,引入竞争机制,是提高供给效率、缓解供需矛

---

① 杨奇明、林坚:《教育扩张是否足以实现教育公平?——兼论20世纪末高等教育改革对教育公平的影响》,载于《管理世界》2014年第8期。

盾的重要途径。同样,促进医疗服务公平必须将扩大供给作为前提条件,尤其是针对低收入群体,应该提供与其收入水平相当的基本医疗和公共卫生服务。如果仅依靠政府干预来实现公平,将会产生巨额成本而难以持续。周其仁认为,我国医疗困境的根本原因在于市场化不足,而市场化不足主要体现为市场约束过多所导致的医疗服务资源供给不足,即市场准入门槛过高导致供给潜力不能充分释放。① 因此,如何推动医疗服务供给增加,是我国医疗服务供给方式优化的基本问题,也是实现"健康中国"战略的重要课题。

二、将提升医疗服务供给绩效作为重要途径

提升医疗服务供给绩效,是优化医疗服务供给方式的重要途径。"健康中国"战略尤其强调需求驱动、服务细分、目标管理的原则,以打造高绩效的医疗服务供给模式。② 该战略的绩效要求主要基于两大原因:第一,我国现有医疗服务资源整体不足,如何提高有限资源的利用效率成为突破点;第二,战略自身的特征要求改进绩效,例如战略对象数量大、层次多,战略实施时间跨度长,战略目标实现情况难以衡量等。尤其是战略对象及其需求的多样性,要求制订"点、面、体"结合的战略内容,准确回应公众的多样性需求。关于如何提高医疗服务的绩效水平,可以借鉴美国实施"健康公民计划"的成功经验:以公众需求为导向,相应地设置不同的主题范畴和优先项目;既包括面向全体国民的基本卫生保健服务,如临床预防服务等,又涵盖针对特殊群体与弱势群体的行动计划,如孕妇、儿童及老年人等;建立完善的目标体系,并作为行动指南和评价标准,由上至下设立总目标、子目标以及衡量指标;体现战略目标的差异性原则,不同地区、部门

---

① 周其仁:《病有所医当问谁》,北京:北京大学出版社 2008 年版。
② 〔美〕菲利普·科特勒:《公共服务:提升绩效之路》,王永贵译,北京:电子工业出版社 2015 年版。

和组织可以制定各自的健康目标①。

三、将促进医疗服务底线公平作为根本保障

促进医疗服务底线公平,是实现医疗服务供给方式优化的根本保障。拥有健康、避免病痛是个人生存的基本权利,保证不同个体、不同阶层、不同地区之间的健康公平更是社会道德的必然要求。保障个体的健康权利、实现整体的健康公平也是各国健康战略的最终目标。美国"健康公民计划"就将消除健康差距、实现健康公平作为重要目标之一,但它在制定和实施过程中体现了阶段性的特征,优先考虑加强基本医疗卫生服务,尽量减少不同民族、不同性别、不同阶层之间的健康不公平现象。此外,从我国医疗服务供给不足的现实背景出发,现阶段应以供给增加为前提,并坚持底线公平的原则。由于低收入群体的供给能力有限,他们对其他产品及服务的需求也会受到制约,因此应当提供与他们的收入水平相适应的医疗服务。而过分强调人人平等的公益观念,企图通过行政手段将低收入群体的医疗服务维持在较高水平,可能加剧供给不足的现实困境,最终导致医疗服务的整体水平仍然较低。因此,推动医疗服务公平必须以增加供给为前提条件,并坚持差异化的公平原则。

---

① 代涛、吴富起、朱坤:《美国健康战略及启示》,载于《医学与哲学(人文社会医学版)》2008 年第 11 期。

后 记

笔者从事公共政策研究十余年，研究领域涵盖产业政策、"三农"政策、公共卫生政策等多个领域。一路走来，收获了知识，收获了友谊，也收获了尊重。这些收获，离不开国家自然科学基金项目"基于交易费用理论的我国医药卫生体制协同改革模式研究"（项目编号：71473284）的资助支持，离不开一直以来给我提供帮助的老师、朋友、同事和学生们，还有我的家人。有了他们的关心和支持，才有了现在的我，才有了这本书。

感谢我的导师李京文院士，他不仅传授我治学的方法，还深深影响了我治学的精神和态度。在这本书的写作过程中，每每应用李老师当年教授的思想和方法，心中满是感激和欣喜。感激的是李老师的言传身教，欣喜的是自己没有把知识退还给老师。我深知，与李老师的治学水平、精神和态度相比，自己还有很大的差距，还需要毕生的努力。此外，感谢同门的师兄弟们，特别是师弟陈航，正是在与他们的交流中，接触到了公共卫生政策，进而燃起了我的研究兴趣，才有了写这本书的打算和动力。

感谢美国路易斯安那州立大学王法辉教授和美国新墨西哥州立大学黄崑教授，他们为我的研究注入了新的研究方法。针对我关于医联体的研究困惑，王法辉老师建议我引入 GIS 的思想和数量方法，并为我关于医联体的多篇文章提出了很多中肯的建议。针对我关于医疗服务市场中不平等关系的困惑,黄崑老师建议我引入社会网络分析方法,并且与我开展了合作研究。在黄崑老师的建议下,我翻译了南加利福尼亚大学医学院 Thomas.W.Valente 教授的《社会网络与健康:模型、方法与应用》一书,为增进自己对医疗服务市场的理解奠定了基础。

感谢我的朋友和同事们,特别是赵景华院长、王红梅老师、徐焕东老师、杨燕英老师、耿云老师、张相林老师、曹堂哲老师、李海明老师,他们进一步开拓了我研究的视角。通过他们,我进一步了解了公共管理学领域的最新发展,接触了制度经济学、行为经济学、实验经济学的基本理念,认识了系统论、协同论在公共政策研究中的重要作用及应用方法,也结识了更多医疗服务领域的专家学者,进一步开阔了视野。这些收获,无疑为本书的写作增添了科学的理论基础。

感谢我的好朋友和合作伙伴张红文,她不仅参与我的研究,还向我介绍医药卫生体制改革领域的研究前沿,帮助我优化相关领域的调研方案,和我一道搜集和整理相关资料和数据,使我对医药卫生体制改革的现状和问题有了更加清晰、更加客观的认识。

感谢我的学生宁小花、张康、刘畅、孙帮谦、王钰、于永利、汤睿、李洋、梁环、徐誉芮、蔡媛青、吴凡、游美琪、张颖欣、杜晶晶、曹向阳、南梦哲、万开文、吴园、付敏、王季冬、林燕玲、李丹、王涓素、王艺博、潘镇、王笑展、慕馨瑶、詹瑞超等。他们为我的研究提供了很多新的思想和案例。他们对研究的浓厚兴趣,使我想到了求学时的自己,使我更加愿意不遗余力地陪伴他们共同成长。他们也着实没有让我失望,研究潘家园的旧书市场的交易费用、研究校园快递的多方博弈、研究家长与孩子的合约、研究公众参与社会安全治理的网络结构、研究三级医院与社区卫生服务中心的合作、研究医生的合理收入、研究医疗责任保险、研究罕用药管理、研究中国人为什么认医院不认医生、研究医院挂号费定价、研究百度贴吧的产权等,他们的研究为这本书的写作提供了翔实的案例。

感谢北京大学出版社的胡利国老师和他的同事，感谢他们为本书的编辑工作所付出的心血。他们在工作中表现出来的那种字斟句酌的严谨精神、反复沟通的耐心态度、博闻强识的专业能力，让我看到了他们对读者群体的尊重、对自我人格的尊重、对包括我在内的作者群体的尊重。与他们合作是一种愉快的体验，对自己求学治学也是一种激励。有新的书稿，我还愿托付于他们，期待下一次的合作。

当然，最应该感谢我的家人，他们不仅提供了精神上的鼓励，更是提供了智力上的支持。我爱人虽然工作繁忙，但仍然不忘鼓励我，还给我的书稿提出了很多中肯的意见。我儿子更是从国外带回了很多有用的资料和可靠的信息，并从他的生活和工作背景中提出自己对这本书的看法，使我受益良多。

转眼，这本书从酝酿到完成已有三四年的光景。这些年间，几易框架、几易内容，只求尽可能地将自己的想法更准确地呈现给读者。由于能力所限，书中会存在很多不足，恳请读者朋友们批评指正。

王文娟

2016 年 4 月